Wassim Kermani

Chirurgie de l'otospongiose

Wassim Kermani

Chirurgie de l'otospongiose
Facteurs prédictifs des résultats fonctionnels

Presses Académiques Francophones

Imprint
Any brand names and product names mentioned in this book are subject to trademark, brand or patent protection and are trademarks or registered trademarks of their respective holders. The use of brand names, product names, common names, trade names, product descriptions etc. even without a particular marking in this work is in no way to be construed to mean that such names may be regarded as unrestricted in respect of trademark and brand protection legislation and could thus be used by anyone.

Cover image: www.ingimage.com

Publisher:
Presses Académiques Francophones
is a trademark of
International Book Market Service Ltd., member of OmniScriptum Publishing Group
17 Meldrum Street, Beau Bassin 71504, Mauritius

Printed at: see last page
ISBN: 978-3-8416-3500-6

Zugl. / Agréé par: Sousse, Faculté de médecine « Ibn El Jazzar » Sousse (Tunisie), 2008

Copyright © Wassim Kermani
Copyright © 2015 International Book Market Service Ltd., member of OmniScriptum Publishing Group
All rights reserved. Beau Bassin 2015

Table des matières

Introduction ………………………………………………………...……..P.6
Matériel et méthodes ……………………………………………………......P.7
Résultats
I : Données épidémiologiques …………………………………………………...P.14
    I-1 : Age ……………………………………………………………………..P.14
    I-2 : Sexe …………………………………………………………...………..P.15
    I-3 : Antécédents ……………………………………………………….........P.15
        I-3-1 : Antécédents personnels ………………………………………..…P.15
        I-3-2 : Antécédents familiaux de surdité ……………………………..….P.15
    I-4 : Facteurs déclenchants ou aggravants ……………………………...……...P.15
II : Données cliniques ………………………………………………………...….P.15
    II-1 : Les signes fonctionnels ……………………………………………….…..P.15
        II-1-1 : L'hypoacousie ……………………………………………...……..P.15
            II-1-1-1 : Durée d'évolution……………………………….…...P.15
            II-1-1-2 : Latéralité …………………………………………....P.16
        II-1-2 : Les acouphènes ……………………………………………..……P.17
        II-1-3 : Les vertiges ...……………………………………………...……P.17
        II-1-4 : La para-acousie de Willis ………………………………….……P.17
    II-2 : Examen otoscopique ……………………………………………….........P.17
        II-2-1 : Conduit auditif externe ……………………………………...…..P.17
        II-2-2 : Tympan …………………………………………………….……P.17
    II-3 : Acoumétrie………………………………………………………...……..P.18
III : Données para cliniques ………………………………………………….…..P.18
    III-1 : Audiométrie tonale liminaire pré-opératoire ………………………….....P.18
        III-1-1 : Classification audiométrique ……………………………….…..P.18
        III-1-2 : Audiogramme pré-opératoire moyen ……………………….…..P.19
    III-2 : Impédancemétrie ……………………………………………………..….P.20
        III-2-1 : Tympanogramme ……………………………………………….P.20
        III-2-2 : Réflexe stapédien ……………………………………….……..P.20
    III-3 : Imagerie …………………………………………………..……….…….P.20

  III-3-1 : Incidence de Schüller P.20

  III-3-2 : TDM des rochers P.20

IV : Données opératoires P.21

 IV-1 : Technique d'anesthésie P.21

 IV-2 : Côté opéré P.21

 IV-3 : Technique opératoire P.21

  IV-3-1 : Voie d'abord P.21

  IV-3-2 : Geste platinaire P.21

  IV-3-3 : Matériel d'interposition P.22

 IV-4 : Difficultés per-opératoires P.23

  IV-4-1 : Anomalies anatomiques du canal de Fallope P.23

  IV-4-2 : Otospongiose oblitérante P.24

  IV-4-3 : Etroitesse de la fenêtre ovale P.24

 IV-5 : Incidents opératoires P.24

  IV-5-1 : Traumatisme du lambeau tympano-méatal P.24

  IV-5-2 : Sub-luxation de l'enclume P.24

  IV-5-3 : Platine flottante P.24

  IV-5-4 : Geyser labyrinthique P.24

V : Evolution et complications post-opératoires immédiates P.24

 V-1 : Complications post-opératoires immédiates P.24

  V-1-1 : Vertige persistant P.24

  V-1-2 : Paralysie faciale périphérique P.24

  V-1-3 : Infection P.24

  V-1-4 : Dysgeusie..P.25

 V-2 : Durée d'hospitalisation P.25

 V-3 : Médications P.25

VI : Les résultats fonctionnels du traitement chirurgical...................................P.26

 VI-1 : Audiométrie post-opératoire précoce en CA P.26

 VI-2 : Audiogramme post-opératoire moyen..P.26

  VI-2-1 : A 3 mois P.26

  VI-2-2 : A 1 an P.28

  VI-2-3 : Au dernier contrôle P.29

 VI-3 : Rinne résiduel post-opératoire P.29

  VI-3-1 : A 3 mois P.29

  VI-3-2 : A 1 an P.30

VI-3-3 : Au dernier contrôle P.31
VI-4 : Evaluation de la réserve cochléaire P.32
    VI-4-1 : A 3 mois P.32
    VI-4-2 : A 1 an P.33
    VI-4-3 : Au dernier contrôle P.34
VI-5 : Les cophoses P.34
VI-6 : Résultats sur les acouphènes P.34
VII : Les reprises P.35
VIII : Etude des facteurs du risque de l'échec fonctionnel......................P.36
    VIII-1 : Etude univariée P.36
    VIII-2 : Etude multivariée avec régression logistique...................P.37

Discussion

I : Epidémiologie P.38
    I-1 : Fréquence..P.38
    I-2 : Age..P.38
    I-3 : Sexe..P.40
    I-4 : Facteur génétique..P.40
    I-5 : Facteurs favorisants..P.41
II : Bilan pré-opératoire P.42
    II-1 : Examen otoscopique..P.42
    II-2 : Bilan audiométrique...P.42
    II-3 : Bilan radiologique..P.44
        II-3-1 : La tomodensitométrie..P.44
            II-3-1-1 : Technique...P.44
            II-3-1-2 : Résultats du bilan tomodensitométrique..................P.44
            II-3-1-3 : Indication de la tomodensitométrie.........................P.46
            II-3-1-4 : Corrélation radio-clinique..P.46
        II-3-2 : Place de l'imagerie par résonance magnétique...............P.47
III : Traitement chirurgical P.47
    III-1 : Indication du traitement chirurgical....................................P.47
    III-2 : Technique chirurgicale P.48
        III-2-1: Prélèvement d'un greffon d'interposition.........................P.48
        III-2-2 : Voies d'abords...P.49

III-2-3 : Geste platinaire..P.50
III-3 : Utilisation du laser dans la chirurgie de l'otospongiose.............................P.51
III-4 : Difficultés et incidents per-opératoires P.53
    III-4-1 : Difficultés per-opératoires P.53
        III-4-1-1 : Anomalies anatomiques du canal de Fallope...............................P.53
        III-4-1-2 : Otospongiose oblitérante..P.54
        III-4-1-3 : Etroitesse de la fenêtre ovale..P.55
        III-4-1-4 : Ankylose incudo-malléaire...P.55
    III-4-2 : Incidents opératoires P.56
        III-4-2-1 : Traumatisme du lambeau tympano-méatal...................................P.56
        III-4- 2-2 : Luxation de l'enclume...P.56
        III-4-2-3 : Platine flottante...P.56
        III-4-2-4 : Geyser labyrinthique..P.57
III-5 : Soins et traitement post-opératoires..P.59
    III-5-1 : Antibiothérapie..P.59
    III-5-2 : Corticothérapie...P.59
    III-5-3 : Vasodilatateurs..P.60
    III-5-4 : Antivertigineux – antiémétiques...P.60
    III-5-5 : Audiométrie post-opératoire précoce – Acoumétrie..........................P.60
III-6 : Complications post-opératoires P.61
    III-6-1 : Les vertiges..P.61
    III-6-2 : Paralysie faciale périphérique..P.62
    III-6-3 : Infection..P.62
    III-6-4 : Dysgeusie...P.62
III-7 : Résultats du traitement chirurgical...P.63
    III-7-1 : Résultats audiométriques P.63
        III-7-1-1 : Etude du Rinne post opératoire...P.63
        III-7-1-2 : Etude de la courbe de conduction osseuse..................................P.65
    III-7-2 : Résultats sur les acouphènes..P.65
III-8 : Les reprises chirurgicales P.66
    III-8-1 : Motif de la reprise chirurgicale..P.66
    III-8-2: Constatations per-opératoires et attitude thérapeutique......................P.67
        III-8-2-1 : Reprise pour surdité de transmission..P.67
            III-8-2-1-1 : Prothèse non fonctionnelle...P.67
            III-8-2-1-2 : Lyse de la BDE..P.68

III-8-2-1-3 : Luxation de l'enclume..P.68
III-8-2-1-4 : Ankylose atticale des osselets......................................P.68
III-8-2-1-5 : Fibrose cicatricielle de la caisse...................................P.69
III-8-2-1-6 : Reprolifération de l'otospongiose................................P.69
III-8-2-1-7 : Foyers otospongieux bloquant la fenêtre
ronde..P.69
III-8-2-2 : Reprise pour atteinte cochléo-vestibulaire........................P.70
III-8-2-2-1 : Fistule péri-lymphatique..P.70
III-8-2-2-2 : Piston intra-vestibulaire..P.70
III-8-2-2-3 : Granulome stapédo-vestibulaire....................................P.71
III-8-3 : Résultats des reprises opératoires...P.71
IV : Traitement médical de l'otospongiose...P.72
V : Appareillage P.72
Conclusion..P.74

Introduction

L'otospongiose est une ostéodystrophie primitive de la capsule otique, responsable lorsqu'elle se manifeste cliniquement, d'une surdité de transmission (ou d'une surdité mixte à prédominance transmissionnelle) par ankylose stapédo-vestibulaire. Son traitement repose essentiellement sur la chirurgie (35).

L'indication opératoire doit tenir compte des critères audiométriques qui doivent être confrontés constamment au contexte clinique.

Le choix de la technique opératoire a été largement étudié dans la littérature comme facteur prédictif de la qualité du résultat fonctionnel de la chirurgie. D'autres facteurs tels que l'âge, la durée d'évolution, le stade audiométrique, pouvant intervenir dans l'indication opératoire ou influencer ces résultats fonctionnels ont été peu évalués. Ceci nous a motivé à mener une étude rétrospective à propos de 310 oreilles opérées pour otospongiose au service d'ORL et de CCF du CHU Farhat Hached de Sousse sur une période de 21 ans (1985 – 2005). Le but de notre étude était triple :

- établir le profil épidémiologique, clinique et paraclinique de nos malades.
- évaluer les résultats audiométriques des oreilles opérées.
- étudier les facteurs prédictifs de l'échec fonctionnel dans le but d'une sélection plus fine des indications opératoires et d'un choix plus approprié de la technique chirurgicale.

Matériel et méthodes

Il s'agit d'une étude rétrospective qui s'est étalée sur une période de 21 ans, allant de Janvier 1985 à Décembre 2005 et durant laquelle nous avons colligé 252 dossiers de malades opérés pour otospongiose au service d'ORL et de CCF du CHU Farhat Hached de Sousse. Parmi nos patients, 58 ont été opérés des deux oreilles, ce qui porte le nombre d'oreilles opérées à 310.

Nous avons jugé nécessaire d'exiger un suivi minimal de 3 mois après le traitement avec au moins un contrôle audiométrique post-opératoire.

Pour réaliser ce travail, l'exploration des dossiers a été réalisée grâce à une fiche analytique pré-établie.

Ce travail a comporté 3 parties :

1- première partie :

- ➢ Étude descriptive dont le but était de préciser :
- l'âge, le sexe, les antécédents personnels et familiaux du patient et son motif de consultation.
- Les données de l'otoscopie, de l'audiométrie, de l'impédancemétrie ainsi que ceux des examens radiologiques.
- Enfin les techniques opératoires, les difficultés et les incidents opératoires ainsi que la médication et les complications post-opératoires immédiates.

➢ Un audiogramme pré-opératoire moyen a été tracé en calculant pour tous les malades la moyenne en CO et CA sur les fréquences 500, 1000, 2000 et 4000 Hz.

➢ Dans cette partie le Rinne pré-opératoire moyen a été calculé selon la formule :

Rinne pré-opératoire moyen = CA pré-moy – CO pré-moy

CA pré-moy = (seuil CA à 500 + seuil CA à 1000 + seuil CA à 2000) / 3

CO pré-moy = (seuil CO à 500 + seuil CO à 1000 + seuil CO à 2000) / 3

2- *deuxième partie :*

Nous avons analysé les résultats audiométriques obtenus de notre série.

➢ Un audiogramme post-opératoire précoce moyen a été tracé en calculant pour tous les malades la moyenne de la CA précoce pour les fréquences 500, 1000, 2000 et 4000 Hz.

La CA précoce a été calculé à partir d'un audiogramme en CA fait à J6, J7 ou J8 post-opératoire.

5 de nos malades n'ont pas eu une audiométrie post-opératoire précoce.

➢ Un audiogramme post-opératoire moyen a été tracé à 3 mois, 1 an et au dernier contrôle en calculant pour tous les malades la moyenne en CO et CA pour les fréquences 500, 1000, 2000 et 4000 Hz.

- Les résultats audiométriques des reprises chirurgicales pour échec fonctionnel ont été exclus de cette partie (2 oreilles reprises avant 3 mois et 2 autres avant 1 an)

  Les deux oreilles où un Gyser était survenu et dont l'intervention ne s'est pas soldée par la mise en place d'un piston ont été également exclues.

- Lorsque les seuils audiométriques n'étaient pas mesurables, les valeurs 125 et 85 dB étaient respectivement attribuées pour la conduction aérienne ou pour la conduction osseuse.

- Pour exprimer ces résultats, nous avons utilisé 2 paramètres :

>> Rinne résiduel post-opératoire (RRPO) : différence entre la moyenne des seuils post-opératoires en CA et CO sur les fréquences 500, 1000 et 2000 Hz.

CA post-moy = (seuil CA à 500 + seuil CA à 1000 + seuil CA à 2000) / 3

CO post-moy = (seuil CO à 500 + seuil CO à 1000 + seuil CO à 2000) / 3

RRPO = CA post-moy − CO post-moy

Un succès chirurgical était défini par un RRPO ≤ 10 dB

>> Évaluation de la réserve cochléaire (ERC): différence entre les seuils moyens en CO sur les fréquences 1000, 2000 et 4000 Hz en pré et post opératoire.

CO post-moy = (seuil CO à 1000 + seuil CO à 2000 + seuil CO à 4000) / 3

CO pré-moy = (seuil CO à 1000 + seuil CO à 2000 + seuil CO à 4000) / 3

ERC = CO post-moy − CO pré-moy

Une valeur négative de la réserve cochléaire correspond à une amélioration de la CO, une valeur positive correspond à une baisse de la CO ou labyrinthisation alors qu'une valeur nulle indique une CO inchangée.

3- *troisième partie :*

Dans cette partie on a réalisé une étude des facteurs prédictifs de l'échec fonctionnel. Nous avons procédé à l'étude de 10 variables que nous avons jugé possible d'être des facteurs prédictifs de l'échec fonctionnel (tableau 1).

L'échec était défini par un RRPO > 10 dB calculé à 3 mois en post opératoire.

Variables à l'étude	
Variable dépendante	Variables indépendantes (explicatives)
Echec fonctionnel	1- âge
	2- sexe
	3- stade audiométrique d'Aubry (annexe)
	4- voie d'abord
	5- variations anatomiques du canal de Fallope
	6- geste platinaire
	7- matériel d'interposition
	8- produit corticoïde prescrit en post-opératoire
	9- Rinne post-opératoire précoce *
	10- vertige post opératoire persistant **

Tableau 1 : Les variables de l'étude des facteurs prédictifs de l'échec fonctionnel

* : Rinne post-opératoire précoce (RPOP) = CA précoce moy − CO pré-moy (voir schéma 1)

CA précoce moy = (seuil CA à 500 + seuil CA à 1000 + seuil CA à 2000) / 3

CO pré-moy = (seuil CO à 500 + seuil CO à 1000 + seuil CO à 2000) / 3

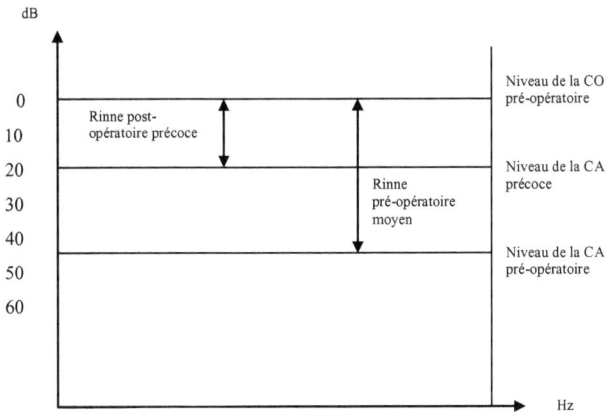

Schéma 1 : Calcul du Rinne post-opératoire précoce

** : Un vertige post opératoire persistant était défini arbitrairement par un vertige de type rotatoire persistant au-delà du deuxième jour post-opératoire.

La saisie et le traitement des données ont été réalisés à l'aide du logiciel SPSS (version 9.0). Nous avons procédé dans une première étape à une analyse univariée à la recherche d'une corrélation entre la variable dépendante (échec fonctionnel) et les variables explicatives prises une par une.

Pour réaliser l'étude univariée, notre population a été répartie en deux groupes, l'unité de séparation pour chaque variable est détaillée dans le tableau qui suit (tableau 2):

Variable à l'étude	unité
1- Age (an)	≤ 35 / > 35
2- Sexe	Masculin / féminin
3- Stade audiométrique d'Aubry	Stade I – II / stade III - IV
4- Voie d'abord	Intra-méatique / endaurale
5- Variations anatomiques du canal de Fallope	Oui / non
6- Geste platinaire	Platinectomie totale / platinotomie
7- Matériel d'interposition	Veine / aponévrose
8- Type de corticothérapie en post-opératoire	Hydrocortisone / bétaméthasone
9- Rinne post-opératoire précoce (dB)	≤ 35 dB / > 35 dB
10- Persistance d'un vertige post opératoire	Oui / Non

Tableau 2 : Unités de séparation des variables de l'étude des facteurs prédictifs de l'échec fonctionnel

Pour les variables quantitatives (âge, RPOP) l'unité de séparation correspond à la médiane des valeurs obtenues.

La validation des résultats obtenus a été réalisée grâce à un test de Chi-deux pour les variables qualitatives (sexe, stade audiométrique, geste platinaire, variations anatomiques du canal de Fallope, matériel d'interposition, type de corticothérapie, voie d'abord, vertige post opératoire persistant) et le test T de Student pour les variables quantitatives (âge, RPOP).

Dans une deuxième étape, nous avons procédé à une étude multivariée. Cette étape permet de sélectionner les variables retenues comme étant à relation significative avec l'échec fonctionnel lors de l'étude univariée et de les soumettre à une régression logistique afin d'éliminer toute interdépendance entre les différentes variables, étape nécessaire pour valider l'étude et sans laquelle notre étude serait biaisée. Pour toutes nos analyses statistiques le seuil de signification était fixé à 5 %.

Résultats

I : Données épidémiologiques

I-1 : Age

L'âge des malades au moment de la chirurgie était compris entre 14 ans et 63 ans, avec une moyenne de 35, 8 ans et une médiane de 35 ans.

Lorsque l'intervention était bilatérale, nous avons retenu l'âge du malade à chaque intervention.

La répartition selon l'âge a montré que 68,3 % des patients avaient un âge entre 20 et 40 ans.

En prenant comme définition l'otospongiose juvénile celle qui survient avant l'âge de 20 ans, elle représente 3,9 % de nos otospongioses opérées.

Age à l'intervention	≤ 20	21 - 30	31 - 40	41 - 50	> 50
Effectif	12	73	139	68	18
Fréquence	3,9 %	23,5 %	44,8 %	22 %	5,8 %

Tableau 3 : Répartition des malades selon l'âge

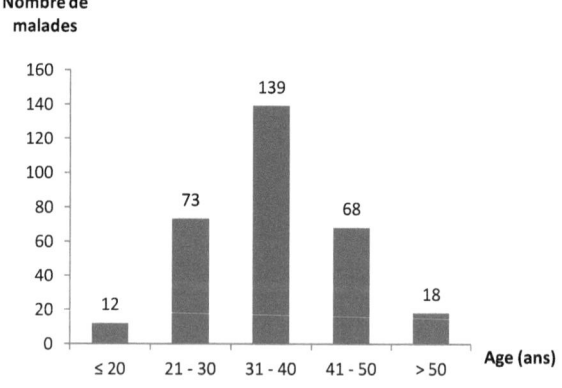

Graphique 1: Répartition des malades selon l'âge

I-2 : Sexe

Dans notre série une prédominance féminine a été retrouvée avec 178 femmes (70,6 %) pour 74 hommes (29,4 %) ($p<10^{-6}$), le sexe ratio était de 2,4 pour les femmes.

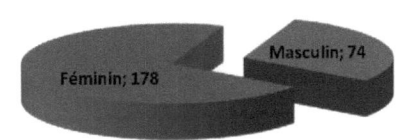

Graphique 2: Répartition des malades en fonction du sexe

I-3 : Antécédents
I-3-1 : Antécédents personnels
Des antécédents otitiques ont été signalés par 8 malades (3,2 %).
I-3-2 : Antécédents familiaux de surdité
Une histoire familiale de surdité a été retrouvée chez 48 de nos malades (19 %).
I-4 : Facteurs déclenchants ou aggravants
La grossesse a été rapportée comme étant un facteur aggravant ou déclenchant par 20 de nos patientes (11,2 %).
II : Données cliniques
II-1 : Les signes fonctionnels
II-1-1 : L'hypoacousie
L'hypoacousie était présente dans 100 % des cas.
II-1-1-1 : Durée d'évolution
La durée d'évolution de l'hypoacousie a varié de 6 mois à 20 ans avec une moyenne de 49,8 mois.

Durée d'évolution (ans)	< 1	1 - 5	5 - 10	> 10
Effectif	39	194	70	7
fréquence	12,6 %	62,6 %	22,6 %	2,2 %

Tableau 4 : Répartition des malades selon la durée d'évolution

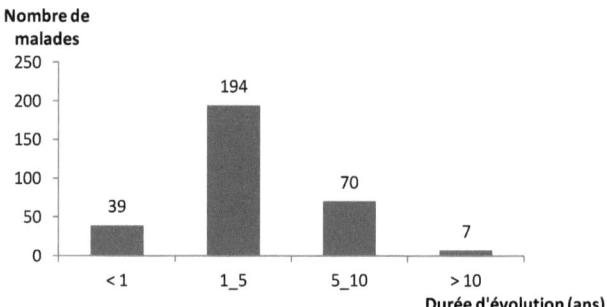

Graphique 3: Répartition des malades selon la durée d'évolution

II-1-1-2 : Latéralité

La surdité était unilatérale chez 50 malades (19,8 %). Parmi les 202 malades ayant une atteinte bilatérale, la surdité était symétrique chez 130 patients (51,6 %) et asymétrique chez 72 patients (28,6 %).

Le côté où l'hypoacousie a été signalée est résumé dans le tableau suivant :

Siège de l'hypoacousie	Bilatérale symétrique	Bilatérale asymétrique	Unilatérale droite	Unilatérale gauche
Effectif	130	72	23	27
Fréquence	51,6 %	28,6 %	9,1 %	10,7 %

Tableau 5 : Répartition des malades selon le siège de l'hypoacousie

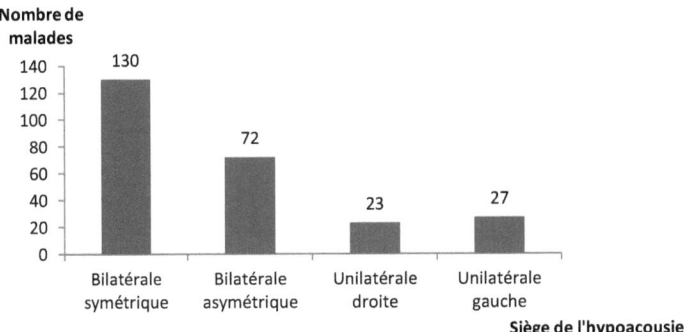

Graphique 4: Répartition des malades selon le siège de l'hypoacousie

II-1-2 : Les acouphènes

Les acouphènes ont été rapportés par 212 malades (84,1 %). Ils étaient bilatéraux chez 169 malades (79,7 %) et unilatéraux chez 43 malades (20,3 %).

II-1-3 : Les vertiges

Des vertiges ont été signalés par 33 patients (13,1 %). Ils étaient de type rotatoire chez 19 malades (57,6 %) et se résumaient à un simple déséquilibre fugace chez 14 malades (42,4 %).

II-1-4 : La para-acousie de Willis

La para-acousie de willis a été décrite par 21 malades (8,3 %).

II-2 : Examen otoscopique

II-2-1 : Conduit auditif externe

A l'otoscopie le conduit auditif externe était étroit au niveau de 10 oreilles examinées (3,2 %).

II-2-2 : Tympan

Le tympan était normal dans 292 cas et pathologique dans 18 cas (5,8 %) avec un tympan complet rétracté dans 14 cas et un tympan siège de calcifications dans 4 cas.

II-3 : Acoumétrie

- Le Weber était indifférent dans tous les cas où la surdité était symétrique. Il était latéralisé vers le côté le plus sourd en cas de surdité asymétrique.
- Le Rinne était négatif dans 96 % des cas et positif dans 4 % des cas.

III : Données para cliniques
III-1 : Audiométrie tonale liminaire pré-opératoire
III-1-1 : Classification audiométrique

Selon la classification audiométrique d'Aubry, 76,5 % de nos malades (oreilles opérées) étaient à un stade II.

Stade audiométrique	I	II	III	IV
Effectif	18	237	53	2
Fréquence	5,8 %	76,5 %	17,1 %	0,6 %

Tableau 6 : Répartition des malades selon le stade audiométrique

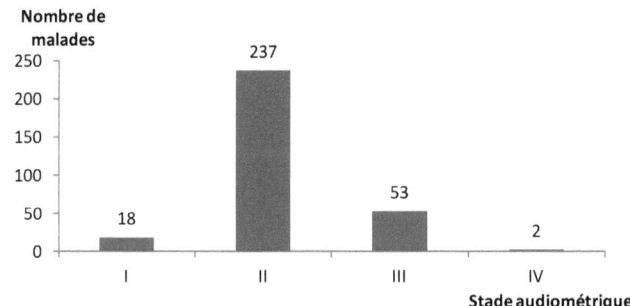

Graphique 5: Répartition des malades selon le stade audiométrique

III-1-2 : Audiogramme pré-opératoire moyen

Fréquence (Hz)	500	1000	2000	4000
CO (dB)	24,1	22,9	24	29,5
CA (dB)	58,4	53,7	53,4	58,1

Tableau 7 : résultats de l'audiométrie en pré-opératoire

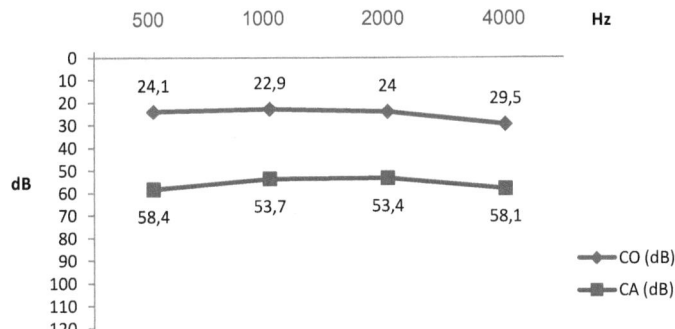

Graphique 6: Audiogramme pré-opératoire moyen de la série

Le Rinne pré-opératoire moyen variait de 15 dB à 54 dB avec une moyenne de 31,5 dB.

53,9 % de nos patients avaient un Rinne pré-opératoire moyen > 30 dB.

Rinne pré-opératoire moyen	< 20	20 - 30	> 30
Effectif	23	120	167
Fréquence	7,4 %	38,7 %	53,9 %

Tableau 8 : Répartition des malades selon le Rinne pré-opératoire moyen

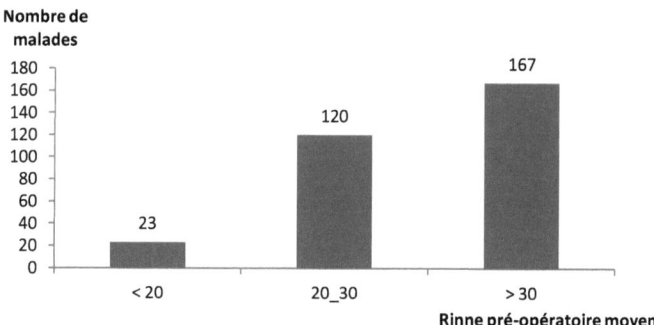

Graphique 7: Répartition des malades selon le rinne pré-opératoire moyen

III-2 : Impédancemétrie

III-2-1 : Tympanogramme

Le tympanogramme était central avec une compliance diminuée dans 110 cas (35,5 %), normal dans 200 cas (64,5 %).

III-2-2 : Réflexe stapédien

Le réflexe stapédien était absent au niveau de l'oreille atteinte pour tous les malades.

III-3 : Imagerie

III-3-1 : Incidence de Schüller

271 oreilles (87,4 %) ont été étudiées par une incidence de Schüller. Les cellules mastoïdiennes étaient bien pneumatisées dans 249 cas (91,9 %), elles étaient éburnées dans 22 cas (8,1 %).

III-3-2 : TDM des rochers

Un scanner des rochers a été réalisé en pré-opératoire pour deux patients :
- dans un cas pour une surdité de transmission bilatérale à tympan normal chez une fille âgée de 14 ans, le scanner était normal et l'exploration chirurgicale a conclu à une otospongiose.
- Dans le deuxième cas pour une surdité de transmission unilatérale à tympan normal chez un homme âgé de 44 ans, le scanner était en faveur d'une otospongiose. Le diagnostic a été confirmé par l'exploration chirurgicale.

En post-opératoire, trois malades ont eu une tomodensitométrie des rochers :
- Dans un cas pour otospongiose oblitérante avec échec de platinotomie, le scanner était en faveur d'une otospongiose sans malformation associée, le malade a été repris avec survenue d'un Geyser.
- Dans un deuxième cas pour survenu d'un Geyser à la platinotomie, le scanner n'a pas montré une malformation de l'oreille interne.
- Dans le troisième cas pour labyrinthite infectieuse post-opératoire. Une tomodensitométrie faite après 7 mois a objectivé une labyrinthite ossifiante intéressant le canal semi-circulaire externe.

IV : Données opératoires

IV-1 : Technique d'anesthésie

Tous nos malades ont été opérés sous anesthésie générale.

IV-2 : Côté opéré

Parmi nos 252 patients, 58 ont été opérés des deux côtés ce qui porte le nombre total d'oreilles opérées à 310. L'oreille opérée était droite dans 161 cas et gauche dans 149 cas.

Parmi les malades qui ont été opérés des deux côtés, le délai entre les deux interventions était en moyenne de 23 mois avec des extrêmes allant de 6 mois à 7 ans.

IV-3 : Technique opératoire

IV-3-1 : Voie d'abord

51 oreilles ont été opérées par voie intra-méatique (16,5 %).
259 oreilles ont été opérées par voie endaurale de Schambaugh (83,5 %).

IV-3-2 : Geste platinaire

Le geste platinaire était :
- une platinectomie totale dans 160 cas (51,6 %).
- une platinectomie partielle dans 101 cas (32,6 %).
- une platinotomie dans 49 cas (15,8 %).

Parmi les 49 cas de platinotomie, une platinotomie calibrée avec piston transplatinaire a été réalisée dans 40 cas (81,6 %) et une platinotomie avec interposition dans 9 cas (18,4 %).

Geste platinaire	P.Totale	P.Partielle	Platinotomie
Effectif	160	101	49
Fréquence	51,6 %	32,6 %	15,8 %

Tableau 9 : Répartition des malades selon le geste platinaire

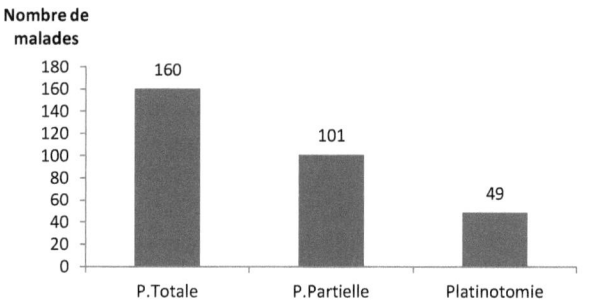

Graphique 8: Répartition des malades selon le geste platinaire

IV-3-3 : Matériel d'interposition

Le matériel d'interposition a été :
- une aponévrose dans 164 cas (61,2 %).
- une veine dans 104 cas (38,8 %).

(40 oreilles où une platinotomie calibrée sans interposition a été réalisée ont été exclues ainsi que les deux oreilles Geyser)

Après interposition, un piston en téflon de 0,4 mm de calibre était mis en place. La longueur du piston était adaptée à la distance entre la BDE et la FO.

Matériel d'interposition	Aponévrose	Veine
Effectif	164	104
Fréquence	61,2 %	38,8 %

Tableau 10 : Répartition des malades selon le matériel d'interposition

IV-4 : Difficultés per-opératoires

IV-4-1 : Anomalies anatomiques du canal de Fallope

Les anomalies anatomiques du canal de Fallope (procidence et/ou déhiscence) ont été retrouvées dans 66 cas (21,3 %). Nous avons classé ces variantes anatomiques de la façon suivante :

- procidence du canal sans déhiscence osseuse : 40 cas (60,6 %)
- déhiscence osseuse sans procidence : 17 cas (25,8 %)
- procidence du canal et déhiscence osseuse : 9 cas (13,6 %)

Anomalie du canal de Fallope	Procidence	Déhiscence	Procidence et déhiscence
Effectif	40	17	9
Fréquence	60,6 %	25,8 %	13,6 %

Tableau 11 : Répartition des malades selon les anomalies anatomiques du canal de Fallope

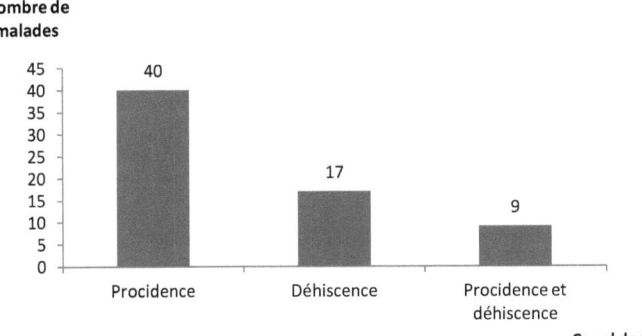

Graphique 9: Répartition des malades selon les anomalies anatomiques du canal de Fallope

IV-4-2 : Otospongiose oblitérante

Définie comme étant un foyer otospongieux exéburant, comblant la fenêtre ovale de façon diffuse et masquant les limites de la platine, l'otospongiose oblitérante a été retrouvée dans 5 cas (1,6 %).

IV-4-3 : Etroitesse de la fenêtre ovale

Une étroitesse constitutionnelle de la fenêtre ovale (sans rapport avec une procidence du canal de Fallope) a été retrouvée dans 2 cas (0,6 %).

IV-5 : Incidents opératoires

IV-5-1 : Traumatisme du lambeau tympano-méatal

Le décollement du lambeau tympano-méatal s'est compliqué d'une déchirure tympanique dans 5 cas (1,6 %). Une réparation de la perforation par une greffe d'aponévrose temporale superficielle a été réalisée dans tous les cas.

IV-5-2 : Sub-luxation de l'enclume

Une sub-luxation de l'enclume (la continuité marteau – enclume reste conservée) a été observée dans 2 cas (0,6 %).

IV-5-3 : Platine flottante

La survenue d'une platine flottante a été signalée dans 3 cas (1 %).

IV-5-4 : Geyser labyrinthique

La survenue d'un Geyser labyrinthique a été observée dans 2 cas (0,6 %).

V : Evolution et complications post-opératoires immédiates

V-1 : Complications post-opératoires immédiates

V-1-1 : Vertige persistant

Un vertige post-opératoire persistant a été signalé par 68 malades (22 %).

V-1-2 : Paralysie faciale périphérique

Une paralysie faciale périphérique a été constatée dans 1 cas (0,3 %) à J8 post opératoire chez un malade qui présentait une procidence importante du canal de Fallope avec déhiscence osseuse. L'évolution était bonne sous corticothérapie avec récupération totale au bout de 3 semaines.

V-1-3 : Infection

Une infection post opératoire a été constatée chez 10 malades (3,2 %).

V-1-4 : Dysgeusie

Une dysgeusie invalidante a été signalée dans un cas (0,3 %) alors qu'aucun traumatisme de la corde du tympan n'a été signalé.

V-2 : Durée d'hospitalisation

La durée d'hospitalisation a varié entre 4 jours et 41 jours avec une moyenne de 11,78 jours.

Cette durée était dans 45,8 % des cas entre 8 et 12 jours.

Durée d'hospitalisation	< 8	8 - 12	> 12
Effectif	49	142	119
Fréquence	15,8 %	45,8 %	38,4 %

Tableau 12 : Répartition des malades selon la durée d'hospitalisation

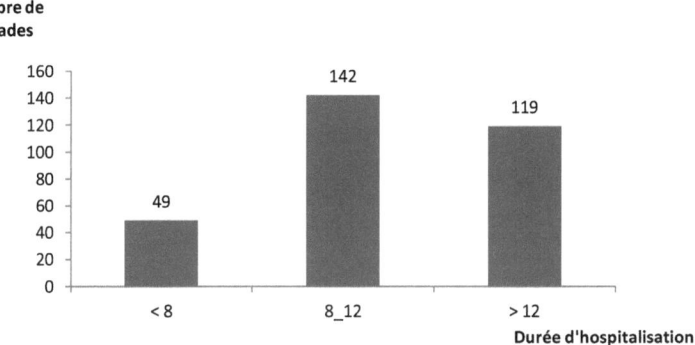

Graphique 10: Répartition des malades selon la durée d'hospitalisation

V-3 : Médications

Une antibiothérapie prophylactique, ainsi qu'un traitement vasodilatateur, corticoïde et anti-vertigineux ont été instaurés de façon systématique chez tous nos malades.

Un traitement anti-émétique a été prescrit pour 135 malades (43,5 %).

La corticothérapie était à base d'hydrocortisone dans 102 cas (35 %) et à base de bétaméthasone dans 189 cas (65 %). Dans 19 observations le produit corticoïde n'a pas été précisé.

VI : Les résultats fonctionnels du traitement chirurgical

VI-1 : Audiométrie post-opératoire précoce en CA

Fréquence (Hz)	500	1000	2000	4000
CA (dB)	43,2	45,8	54,4	65,4

Tableau 13 : Résultats de l'audiométrie post-opératoire précoce

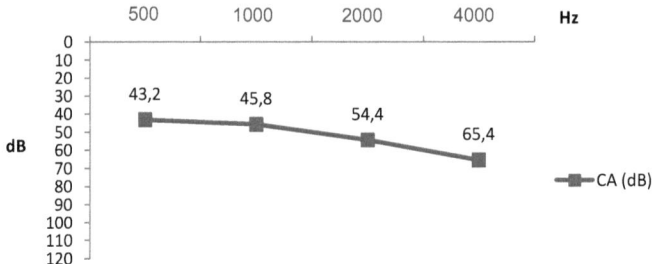

Graphique 11: Audiogramme post opératoire précoce moyen de la série

VI-2 : Audiogramme post-opératoire moyen

Le recul moyen de nos malades était de 22 mois avec un minimum de 3 mois, un maximum de 17 ans.

VI-2-1 : A 3 mois

4 oreilles ont étés exclus de cette étude : 2 reprises pour échec fonctionnel avant 3 mois et 2 oreilles Geyser.

Fréquence (Hz)	500	1000	2000	4000
CO (dB)	14,8	14	16,8	24,3
CA (dB)	23,2	21,5	24,8	34,8

Tableau 14 : Résultats de l'audiométrie post-opératoire à 3 mois

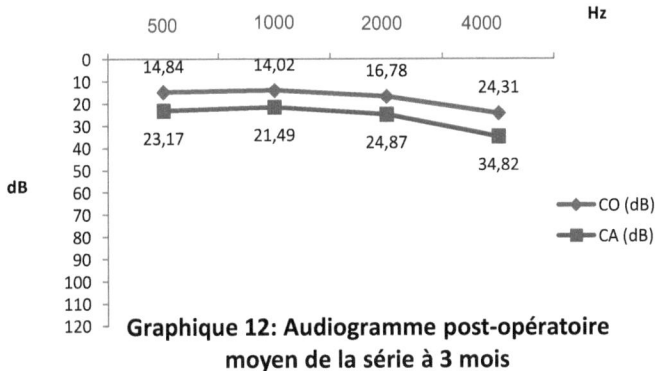

Graphique 12: Audiogramme post-opératoire moyen de la série à 3 mois

Les graphiques 13 et 14 permettent de comparer respectivement la CO et la CA, pré et post-opératoires à 3 mois.

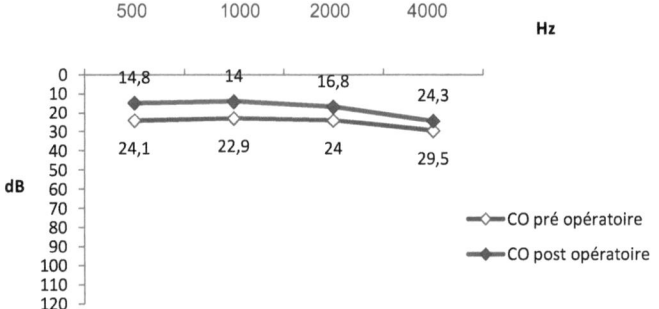

Graphique 13 : audiogramme en CO en pré et post opératoire

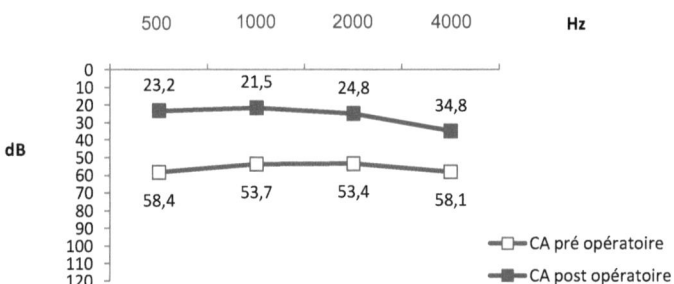

Graphique 14 : audiogramme en CA en pré et post opératoire

VI-2-2 : A 1 an

185 oreilles étaient inclues dans cette étude.

Fréquence (Hz)	500	1000	2000	4000
CO (dB)	15,2	14,2	17,2	24,5
CA (dB)	23,3	21,9	25,7	35,2

Tableau 15 : Résultats de l'audiométrie post-opératoire à 1 an

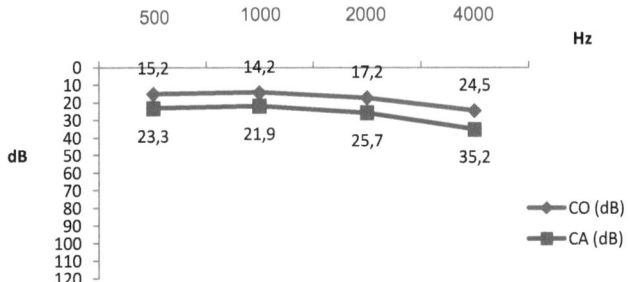

Graphique 15: Audiogramme post-opératoire moyen de la série à 1 an

VI-2-3 : Au dernier contrôle

6 oreilles ont étés exclus de cette étude : 4 reprises pour échec fonctionnel et 2 oreilles Geyser.

Fréquence (Hz)	500	1000	2000	4000
CO (dB)	14,7	13,8	16,4	24,2
CA (dB)	23	21,7	25,3	35,8

Tableau 16 : Résultats de l'audiométrie post-opératoire au dernier contrôle

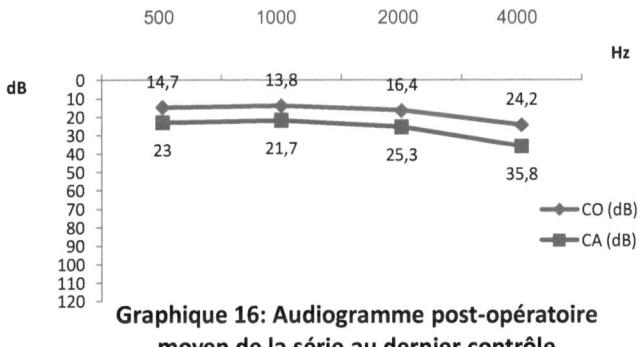

Graphique 16: Audiogramme post-opératoire moyen de la série au dernier contrôle

VI-3 : Rinne résiduel post-opératoire
VI-3-1 : A 3 mois

Le RRPO était en moyenne de 7,9 dB avec des extrêmes de 5 dB à 33 dB.

La fermeture du Rinne a été obtenue dans 87,3 % des cas.

RRPO	≤ 10	10 - 20	> 20
Effectif	267	32	7
Fréquence	87,3 %	10 %	2,7 %

Tableau 17 : Répartition des malades selon le Rinne résiduel post-opératoire à 3 mois

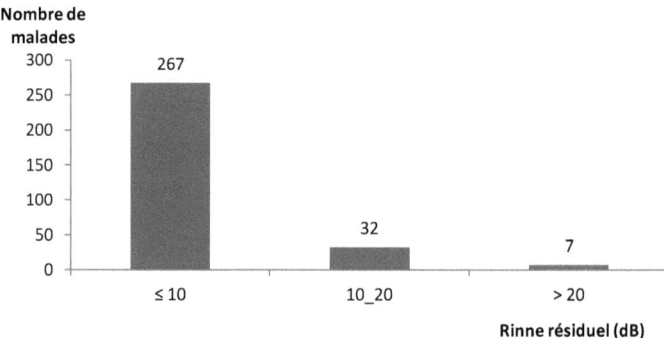

Graphique 17: Répartition des malades selon le Rinne résiduel post-opératoire à 3 mois

La fermeture du Rinne a été étudiée en fonction de l'âge, de l'état du tympan et de la présence ou non d'une infection post-opératoire :
- ➢ Le taux de fermeture complète du Rinne passe de 87,5 % en cas d'otospongiose juvénile à 81,8 % chez l'adulte (p = 0,582).
- ➢ Le taux de fermeture complète du Rinne passe de 87,5 % en cas de tympan normal à 82,4 % en cas de tympan pathologique (p = 0,533).
- ➢ En cas d'infection post opératoire, le pourcentage de fermeture complète du Rinne diminue de façon non significative de 87,5 % à 77,8 % (p = 0,387).

VI-3-2 : A 1 an
Le RRPO était en moyenne de 8,1 avec des extrêmes de 5 dB à 28 dB.
La fermeture du Rinne a été obtenue dans 81,1 % des cas.

RRPO	≤ 10	10 - 20	> 20
Effectif	150	30	5
Fréquence	81,1 %	16,2 %	2,7 %

Tableau 18 : Répartition des malades selon le Rinne résiduel post-opératoire à 1 an

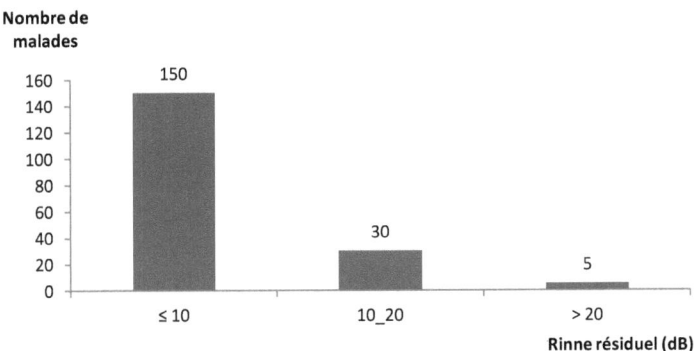

Graphique 18: Répartition des malades selon le Rinne résiduel post-opératoire à 1 an

VI-3-3 : Au dernier contrôle

Le RRPO était en moyenne de 8,3 dB avec des extrêmes de 5 dB à 35 dB.

La fermeture du Rinne a été obtenue dans 80,9 % des cas.

RR	≤ 10	10 - 20	> 20
Effectif	246	47	11
Fréquence	80,9 %	15,5 %	3,6 %

Tableau 19 : Répartition des malades selon le Rinne résiduel post-opératoire au dernier contrôle

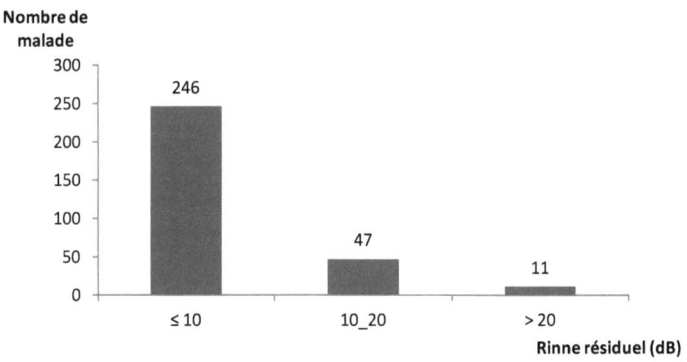

Graphique 19: Répartition des malades selon le Rinne résiduel post-opératoire au dernier contrôle

VI-4 : Evaluation de la réserve cochléaire

VI-4-1 : A 3 mois

Une amélioration de la réserve cochléaire a été obtenue dans 78,8 % des cas.

RC	Amélioration	inchangée	Degradation
Effectif	241	26	39
Fréquence	78,8 %	8,5 %	12,7 %

Tableau 20 : Répartition des malades selon la réserve cochléaire à 3 mois

Le taux d'amélioration de la réserve cochléaire était meilleur de façon non significative (p = 0,641) après platinotomie (86,4 %) qu'après platinectomie totale (83,4 %).

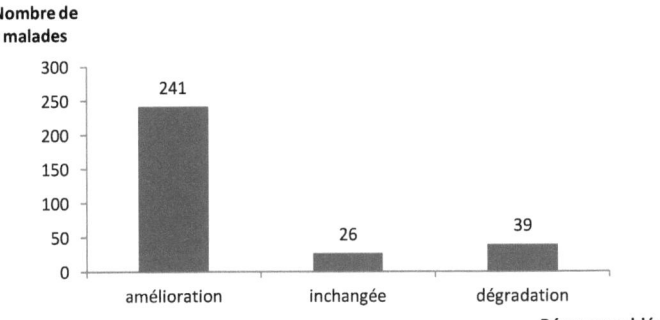

Graphique 20: Répartition des malades selon la réserve cochléaire à 3 mois

VI-4-2 : A 1 an

Une amélioration de la réserve cochléaire a été obtenue dans 80,5 % des cas.

RC	Amelioration	inchangée	Degradation
Effectif	149	16	20
Fréquence	80,5 %	8,5 %	11 %

Tableau 21: Répartition des malades selon la réserve cochléaire à 1 an

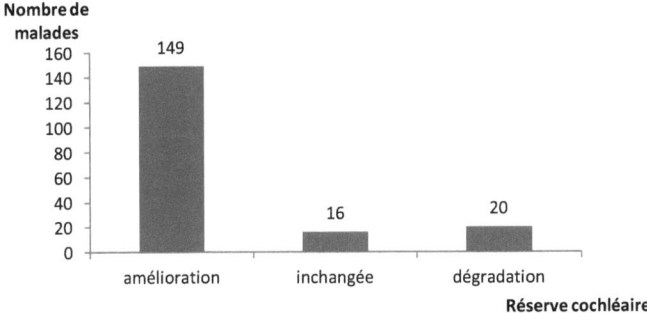

Graphique 21: Répartition des malades selon la réserve cochléaire à 1 an

VI-4-3 : Au dernier contrôle

Une amélioration de la réserve cochléaire a été obtenue dans 77,5 % des cas.

RC	Amelioration	inchangée	dégradation
Effectif	234	32	38
Fréquence	77 %	10,5 %	12,5 %

Tableau 22: Répartition des malades selon la réserve cochléaire au dernier contrôle

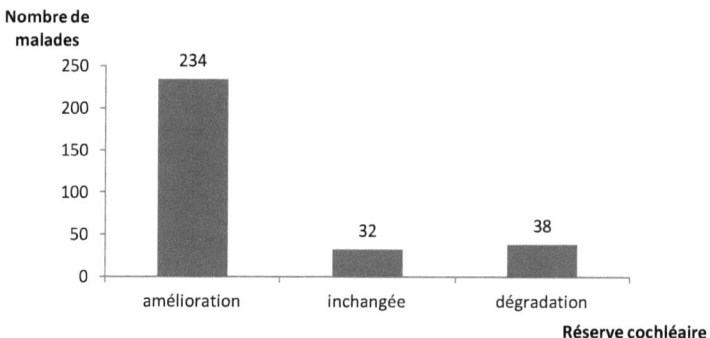

Graphique 22: Répartition des malades selon la réserve cochléaire au dernier contrôle

VI-5 : Les cophoses

5 malades ont présenté une cophose post opératoire (1,6 %), 3 d'entre elles étaient survenues d'une façon précoce (2 infections post opératoires, 1 Geyser), les deux autres après un intervalle de 1 an et 4 ans.

VI-6 : Résultats sur les acouphènes

Parmi les 260 oreilles où des acouphènes ont été signalés en pré-opératoire, 186 malades (71,5 %) ont rapporté une disparition de ces acouphènes en post-opératoire et 74 malades (28,5 %) ont rapporté leur persistance.

Quatre oreilles sont devenus acouphéniques en post-opératoire, parmi les 50 oreilles qui ne l'étaient pas en pré-opératoire.

Le pourcentage de disparition des acouphènes passe de 75 % en cas de platinotomie à 67,6 % en cas de platinectomie totale (p = 0,357).

VII : Les reprises

5 malades ont été repris, le tableau suivant résume ces situations :

	Motif de la reprise	Délai	Constatations per-opératoires	Attitude thérapeutique	Résultats
Malade 1	Réouverture du Rinne	4 mois	Pont fibreux	Libération	Fermeture du Rinne
Malade 2	Labyrinthysation et vertige (infection)	33 jours	-Granulome inflammatoire autour de la fenêtre ovale -Pas de fistule labyrinthique	Abstention	Cophose
Malade 3	Labyrinthisation et vertige	6 jours	Piston en place, pas de fistule	Extraction puis remise en place du piston	Labyrinthi-sation
Malade 4	Réouverture du Rinne	10 mois	-Chute du piston -Adhérence fibreuse -Récidive otospongiose	Platinectomie totale puis remise du piston en place	Cophose (infection)
Malade 5	Echec de platinotomie (otospongiose oblitérante)	16 mois	Geyser	Greffe ATS + colle biologique	Cophose

Tableau 23 : les reprises chirurgicales

VIII : Etude des facteurs du risque de l'échec fonctionnel
VIII-1 : Etude univariée

Le tableau suivant résume le taux de fermeture complète du Rinne selon les différents facteurs de l'étude :

1- Age	≤ 35	85,4 %
	> 35	89 %
2- Sexe	Masculin	87,6 %
	Féminin	87,1 %
3- Stade audiométrique	Stade I - II	94 %
	Stade III – IV	55,6 %
4- Voie d'abord	Intra-méatique	86,3 %
	Endaurale	87,5 %
5- Variations anatomiques du canal de Fallope	Oui	87,5 %
	Non	87,2 %
6- Geste platinaire	Platinectomie totale	85,5 %
	Platinotomie	85,4 %
7- Matériel d'interposition	Veine	86,7 %
	Aponévrose	87,7 %
8- Type de corticothérapie	Hydrocortisone	88 %
	Bétaméthasone	88,3 %
9- Rinne post-opératoire précoce	≤ 35 dB	89,2 %
	> 35 dB	75 %
10- Persistance d'un vertige post opératoire	Oui	84,8 %
	Non	87,9 %

Tableau 24 : Taux de fermeture complète du Rinne selon les facteurs de l'étude

Lors de l'étude univariée, deux variables ont été retenues comme ayant une relation significative avec l'échec fonctionnel (valeur de $p < 5\%$) ; il s'agit du stade audiométrique d'Aubry et du Rinne post-opératoire précoce.

Variable à l'étude	OR (Odds Ratio)	p
1- Age	1,38	0,3463
2- Sexe	1,05	0,8970
3- Stade audiométrique	12,63	0,0001
4- Voie d'abord	1,11	0,8182
5- Variations anatomiques du canal de Fallope	1,03	0,9473
6- Geste platinaire	1,01	0,9838
7- Matériel d'interposition	1,09	0,8131
8- Type de corticothérapie	1,03	0,9405
9- Rinne post-opératoire précoce	2,12	0,0407
10- Persistance d'un vertige post opératoire	1,3	0,5089

Tableau 25: Etude univariée des facteurs de risque de l'échec fonctionnel

VIII-2 : Etude multivariée avec régression logistique

Nous avons procédé pour les deux variables retenues dans l'étude univariée, à une étude multivariée avec régression logistique afin d'éliminer toute variable pouvant biaiser notre étude. Aucune variable n'est apparue dépendante des autres (le seuil de signification étant à p = 0,05).

Variable à l'étude	OR	Valeur de p
Stade audiométrique	19,06	0,0001
Rinne post-opératoire précoce	4,01	0,0025

Tableau 26: Facteurs de risque de l'échec fonctionnel

De notre étude émerge donc 2 facteurs indépendants significativement prédictifs de l'échec fonctionnel : un stade audiométrique III ou IV d'Aubry (OR : 19,06 / p : 0,0001) et un RPOP supérieure à 35 dB (OR : 4,01/ p : 0,0025).

Discussion

I : Epidémiologie

I-1 : Fréquence

La fréquence de l'otospongiose varie avec la race. En effet, la maladie est fréquente dans la race blanche, rare dans la race noire, exceptionnelle dans la race jaune et absente chez les indiens d'Amérique (12,81).

L'incidence de l'otospongiose clinique dans la race blanche varie selon les études de 0,1 à 2 %. Elle est de 0,1 en Lituanie, 0,3 % en Norvège,

1 % au Royaume-Uni, 2 % à Londres (12,40). En Tunisie sa prévalence varie de 0,4 % à 0,8 % (12).

Une différence doit être faite entre l'otospongiose clinique et l'otospongiose histologique en raison de l'existence de formes purement histologique et sans expression clinique. L'incidence de l'otospongiose histologique est au moins 10 fois plus fréquente que l'otospongiose clinique, elle est de l'ordre de 8,3 à 12,75 % des cas (81).

Dans notre série, tous les malades sont de race blanche.

I-2 : Age

Le début de la maladie est souvent difficile à préciser, c'est plutôt l'âge au moment de l'intervention qui est généralement retenu. Pour Schea, l'âge moyen à l'intervention était de 52 ans avec des extrêmes de 6 à 89 ans (99). Pour Besbes, une nette prédominance des adultes jeunes a été notée avec dans 61,4 % des cas un âge compris entre 20 et 39 ans (14).

Dans notre série, l'âge à l'intervention était compris entre 14 et 63 ans avec une moyenne de 35,8 ans. La répartition selon les tranches d'âge a montré que 68,3 % de nos patients avaient un âge entre 20 et 40 ans.

Les formes juvéniles survenant avant l'âge de 20 ans sont rares. Elles ne constituent pour Schea que moins de 2,3 % (99). Dans la série de Besbes, l'otospongiose juvénile représente 9,9 % des sujets (14). Dans notre série, elle est retrouvée dans 3,9 % des cas.

L'effet de l'âge sur les résultats fonctionnels est apprécié de façon diverse selon les auteurs. Dans notre série, on a obtenu de meilleurs résultats chez les sujets âgés de plus de 35 ans avec une fermeture du Rinne dans 89 % des cas contre 85,4 % des cas chez les sujets âgés de moins de 35 ans, mais cette différence n'était pas significative (p=0,35). Pour Bourgingnat (16), les gains en CO et en CA ainsi que le Rinne post-opératoire n'ont pas été corrélés avec l'âge. Dubreuil (33), en comparant trois tranches d'âge (30-40 ans, 40-50 ans et 50-60 ans) n'a pas trouvé de différence significative quelle que soit la technique, tant en ce qui concerne la fermeture du Rinne que la variation de la CO. Besbes (14) a constaté que les résultats audiométriques déclinent avec l'âge. Ainsi, le pourcentage de fermeture complète du Rinne passe de 41,7 % chez les sujets de moins de trente ans à 12,5 % seulement chez les patients âgés de plus de soixante ans.

Dans notre série, les résultats audiométriques étaient moins bons en cas d'otospongiose juvénile (fermeture du Rinne dans 81,8 % des cas) comparés à ceux obtenus chez les adultes (fermeture du Rinne dans 87,5 % des cas) mais cette différence n'était pas significative (p = 0,582). Vincent (132), en opérant 28 patients otospongieux âgés de moins de 18 ans, dont 6 de façon bilatérale, a obtenu d'excellents résultats avec une fermeture du Rinne en post-opératoire dans 93,5 % des cas. Millman (74) a obtenu 22 succès avec fermeture complète du Rinne après 40 stapédectomies réalisées chez des sujets de moins de 21 ans soit un taux de réussite de 58 %. Ces résultats étaient restés stables après 25 ans de recul. Ghandri (46) n'a pas noté un taux d'échec particulièrement élevé chez les sujets jeunes ce qui l'amène à proposer l'acte chirurgical le plutôt possible pour espérer avoir un bon pronostic fonctionnel. Romanet (88), en opérant 8 cas d'otospongiose juvénile (avant 15 ans) a obtenu une fermeture du Rinne dans 63 % des cas. Il a conclu que ces résultats n'étaient pas mauvais mais ils restaient néanmoins inférieurs à ceux obtenus chez l'adulte. L'attitude thérapeutique sera donc pour lui une surveillance en attendant un âge adulte pour un geste chirurgical. Une prothèse auditive pourrait le cas échéant être prescrite de façon transitoire, mais en cas d'une évolution rapide avec labyrinthisation l'intervention s'impose.

I-3 : Sexe

Une prédominance féminine de l'otospongiose clinique a été retrouvée dans la plupart des séries. Le pourcentage de sujets de sexe féminin varie selon les séries de 63 % à 68 % (33,42,99,107). Par contre, dans l'otospongiose histologique, la différence entre les deux sexes est non significative (12,81).

Dans notre série, une prédominance féminine a été retrouvée avec 178 femmes (70,6 %) pour 74 hommes (29,4 %) ($p<10^{-6}$), le sexe ratio était de 2,4 pour les femmes. On n'a pas trouvé d'influence significative du sexe sur la qualité des résultats fonctionnels obtenus. Le taux de fermeture complète du Rinne était de 87,6 % chez les patients de sexe masculin et de 87,1 % pour les patients de sexe féminin. Vartiainen (124) n'a pas noté lui aussi de corrélation entre le fermeture du Rinne et le sexe. Bourguignat (16) a trouvé des résultats en faveur du sexe féminin pour la fermeture du Rinne moyen à trois mois. Dubreuil (33) a trouvé des résultats meilleurs chez la femme à un mois, cette différence est moindre à un an et s'estompe complètement à 3 ans.

I-4 : Facteur génétique

L'origine génétique de la maladie est admise. Le caractère familial de l'otospongiose a été de 28 % pour Rondini-Gilli (89), de 21 % pour Ferjaoui (42) et de 24,2 % pour Shin (101). Dans notre série, le caractère familial a été retrouvé dans 19 % des cas.

Le mode de transmission classiquement admis est autosomique dominant à pénétrance incomplète (25 à 40 %) et expressivité variable (12,111). Selon une étude génétique faite en Tunisie, pour Ben Arab, il existe un gène autosomique dominant très rare (seulement 13 % des patients otospongieux en serait porteurs) associé à une forte composante polygénique (13).

A ce jour, six loci responsables de l'otospongiose ont été localisés : OTOSC1 localisé sur le chromosome 15q25-q26 (116), OTOSC2 localisé sur le chromosome 7q34-q36 (121), OTOSC3 localisé sur le chromosome 6p21.3-22.3 (24), OTOSC4 localisé sur le chromosome 16q21-23.2 (17), OTOSC5 localisé sur le chromosome 3q22-q24

(120), OTOSC7 localisé sur le chromosome 6q13-q16.1 (115). Un septième locus (OTOSC6) est encore réservé.

Aucun de ces gènes n'a à ce jour été identifié, mais la présence de loci multiples démontre l'hétérogénéité génétique de la maladie.

A noter la fréquence des formes sporadiques et il semble bien qu'il faille en fait distinguer les otospongioses sporadiques des formes familiales (101).

I-5 : Facteurs favorisants

- facteur endocrinien :

Ce facteur permet d'expliquer la prédominance féminine de l'otospongiose clinique, ainsi que l'influence de l'hypoacousie par les épisodes de la vie génitale et principalement par les grossesses (12,13). Selon les études, l'aggravation de la surdité pendant la grossesse surviendrait dans 6 à 60 % des cas (42,55,111). Dans notre série ce facteur a été rapporté par 11,2 % de nos patientes. Toutefois, selon Lippy, ni le fait d'avoir ou non des enfants, ni le nombre total de grossesse ni l'allaitement ne va influencer la sévérité de l'évolution finale de la maladie (64).

- Facteur infectieux :

La responsabilité du virus de la rougeole comme cofacteur d'induction a été évoquée par plusieurs auteurs (23,57,73).

En 2007, Arnold et al ont montré que la vaccination contre la rougeole a diminué considérablement l'incidence de l'otospongiose clinique chez les patients vaccinés (1).

- Teneur des aux en fluor :

La teneur des eaux en fluor semble influencer la fréquence de l'otospongiose clinique. Des études ont montré que boire de l'eau riche en fluor a un effet bénéfique sur la perte auditive des oreilles non opérées chez des patients porteurs d'otospongiose confirmée (122,125).

II : Bilan pré-opératoire

II-1 : Examen otoscopique

Classiquement l'examen otoscopique au microscope montre un tympan normal, mais un aspect cicatriciel n'est pas exceptionnel et ne peut éliminer le diagnostic d'otospongiose.

Ghandri a trouvé un tympan normal dans 96,7 % des cas ; perforé dans 1,7 % des cas et rétracté ou le siège de zones de myringosclérose dans 1,4 % des cas (46). Dans notre série le tympan était normal dans 94,2 % des cas ; rétracté dans 4,5% des cas et le siège de calcification dans 1,3 % des cas. L'état du tympan n'a pas influencé la qualité de nos résultats, le taux de fermeture complète du Rinne passe de 87,5 % en cas de tympan normal à 82,4 % en cas de tympan pathologique (p = 0,533).

La tache de Schwartz qui correspond à l'hyperhémie de la muqueuse du promontoire au voisinage d'un foyer otospongieux actif n'a pas été mentionnée dans nos dossiers.

L'aspect du conduit auditif externe doit être préciser et peut conditionner la voie d'abord chirurgicale utilisée.

Dans notre série, nous avons noté un conduit auditif externe étroit dans 3,2 % des cas.

II-2 : Bilan audiométrique

- L'audiométrie tonale :

Elle met habituellement en évidence une surdité de transmission, ou mixte à prédominance transmissionnelle, avec une encoche de la CO sur la fréquence 1000 ou 2000 Hz, appelée encoche de Carhart. Avec le temps l'évolution se fait vers la dégradation progressive avec labyrinthisation et altération des fréquences aigues puis des fréquences graves pouvant aboutir à une surdité profonde avec effacement relatif du Rinne (37,95).

Selon l'importance de la dégradation de l'acuité auditive, plusieurs classifications ont été proposées, nous avons retenu celle d'AUBRY qui comporte quatre stades (annexe).

Le tableau suivant permet de comparer la répartition de nos patients selon cette classification avec celle de quelques séries de la littérature.

	Stade I	Stade II	Stade III	Stade IV
Dubreuil (31)	38 %	27 %	19 %	16 %
Besbes (14)	9 %	71,8 %	13,1 %	6,1 %
Ghandri (46)	45,1 %	31,9 %	21,1 %	1,7 %
Notre série	5,8 %	76,5 %	17,1 %	0,6 %

Tableau 27 : Répartition des malades selon la classification audiométrique d'Aubry

Les résultats audiométriques sont variables en fonction du stade évolutif de la maladie otospongieuse. Dans notre série un stade III ou IV d'Aubry était retenu comme facteur significativement prédictif d'échec fonctionnel (OR : 19,06 / p : 0,0001). Pour Besbes (14), le taux de fermeture complète du Rinne passe de 47,4 % dans les stades I, à 27,5 % dans les stades IV. Pour Ghandri (46), la survenue d'échec en matière d'otospongiose semble évoluer parallèlement à la dégradation auditive avec un risque maximal (1 cas sur 2) en cas de stade IV d'Aubry. Causse (21), en opérant des malades au stade sub-cophotique, a pu constater que les résultats sont excellents à condition de n'entraîner lors de l'intervention aucun mouvement excessif des liquides labyrinthiques, de n'envisager l'intervention que lorsqu'il existe un weber osseux encore latéralisé vers l'oreille la plus sourde et de prescrire un traitement médical vasculaire et enzymatique. Satar (96) a obtenu un pourcentage de fermeture du Rinne meilleur chez les patients avec une bonne réserve cochléaire mais sans être significatif (41 Vs 29 %), par contre l'amélioration de la courbe osseuse était statistiquement meilleur chez ce groupe de malades (p<0,001). Khalifa (58) en opérant 8 malades otospongieux au stade sub-cophotique a pu restaurer un niveau d'audition permettant une adaptation prothétique conventionnelle dans 75 % des cas. Zaki (134) a rapporté une série de 9 oreilles non appareillables opérées pour surdité mixte profonde par otospongiose avec un taux de succès de 89 %. Il a conclu que la chirurgie stapédienne classique reste le traitement de première intention dans ces situations, le recours à une implantation cochléaire secondaire ne doit être envisagé qu'en cas d'échec ou de résultats audiométriques insuffisants.

- L'audiométrie vocale :

En cas d'otospongiose, l'audiométrie vocale est un complément essentiel de l'audiométrie tonale. Elle permet de confirmer le seuil de l'audition et d'apprécier l'aptitude du sujet pour la compréhension de la parole. La courbe d'intelligibilité reste classiquement parallèle à celle d'une audition normale, mais elle est plus ou moins décalée en fonction de la perte auditive. En cas d'atteinte neurosensorielle, l'audiométrie vocale, en étudiant à la fois les seuils de perception et la discrimination fréquentielle, reflète plus fidèlement que la CO l'importance de cette surdité (37).

Aucun de nos malades n'a bénéficie de cette exploration.

II-3 : Bilan radiologique

II-3-1 : La tomodensitométrie

Un examen tomodensitométrique multi coupe en mode hélicoïdal permettant la réalisation de reconstruction multi planaire en haute résolution est l'examen de choix dans le diagnostic radiologique de l'otospongiose (79,128).

II-3-1-1 : Technique

- le plan de coupe principal est axial, dans le plan orbito-méatal correspondant au plan du canal semi-circulaire latéral, on lui associe des coupes coronales dans un plan perpendiculaire (79).

- l'épaisseur de coupe varie actuellement de 0,5 à 0,6 mm. L'intervalle de coupes pour une étude correcte des fenêtres doit être de 0,2 mm (126).

II-3-1-2 : Résultats du bilan tomodensitométrique

Le signe principal de l'otospongiose est l'hypodensité. Celle-ci se manifeste par une formation globalement arrondie ou ovalaire, de faible densité, aux contours flous, localisée le plus souvent au niveau de la fissula ante fenestrum (102,126,128). Ainsi le signe radiologique le plus important à rechercher est une hypodensité de siège antérieur à la platine de l'étrier qui se voit dans environ 80 % des cas (26,102,128).

On peut observer une extension du foyer otospongieux vers l'arrière de la platine de l'étrier qui va apparaître alors épaissie (126,128). Une platine normale en TDM ne doit pas dépasser 0,5 mm. A 0,7 mm ou au-delà, la platine est pathologique (26,126). Cet épaississement platinaire a été retrouvé par Vicente dans 23 % des cas. Dans la série de Shin, un épaississement platinaire isolé a été retrouvé dans 4,8 % des cas et il était associé à un foyer antérieur à la platine dans 13,7 % des cas (102).

D'autres localisations de l'otospongiose sont possibles : la couche labyrinthique moyenne antérieure, autour de la cochlée, en avant du méat acoustique interne, au niveau de la capsule labyrinthique postérieure (126,128).

Une classification tomodensitométrique qui tient compte de la localisation des foyers dans l'ensemble de la capsule labyrinthique a été proposée (26,126) :

- type Ia : atteinte isolée de la platine qui est épaisse et hypodense.
- type Ib : hypodensité préstapédienne inférieure ou égale à 1 mm, sans extension à la couche labyrinthique moyenne antérieure.
- type II : hypodensité préstapédienne de diamètre supérieur à 1 mm, sans contact avec la lumière cochléaire.
- type III : hypodensité préstapédienne supérieur à 1 mm, en contact avec la lumière cochléaire
- type IVa : hypodensité située en avant, en dedans ou en dessous de la cochlée, dans la couche moyenne de la capsule labyrinthique
- type IVb : hypodensité labyrinthique, postérieure située autour de la lumière des canaux semi-circulaires ou au contact du vestibule.

En plus du diagnostic positif, la tomodensitométrie doit préciser : la situation et la morphologie du canal de Fallope, la possibilité d'un pont calcifié pouvant fixer la tête malléaire à la paroi de l'attique, l'intégrité de la longue apophyse de l'enclume, la profondeur de la fosse ovale, une éventuelle localisation de l'otospongiose à la fenêtre ronde ainsi que le degré de ventilation de l'oreille moyenne (126,129).

Dans notre série un scanner des rochers a été demandé en pré-opératoire pour deux patients. Dans le premier cas pour suspicion d'otospongiose juvénile, le scanner était normal et l'exploration chirurgicale a conclu à une otospongiose. Dans le deuxième cas pour suspicion d'otospongiose unilatérale, le scanner était en faveur d'otospongiose en montrant un foyer antérieur avec épaississement platinaire et le diagnostic a été confirmé chirurgicalement.

II-3-1-3 : Indication de la tomodensitométrie

La majorité des auteurs n'effectuent pas un scanner systématiquement devant une suspicion clinique d'otospongiose. En France, selon les Références Médicales Opposables : il n'y a pas lieu d'effectuer un scanner des rochers en cas de suspicion d'otosclérose, sauf pour aider au diagnostic en cas d'échec chirurgical ou lors d'une éventuelle forme endo-cochléaire exceptionnelle (102).

Ainsi une tomodensitométrie est justifiée (40,42,61,79,129) :

- Si l'oreille a un passé pathologique (otite chronique, traumatisme).
- Si une otospongiose cochléaire est suspectée.
- En cas de suspicion d'otospongiose unilatérale.
- En cas de suspicion d'otospongiose juvénile.
- Si le diagnostic d'une surdité congénitale avec malformation des osselets est suspecté.
- En cas d'échec ou de complication post-opératoire de la chirurgie de l'otospongiose.

II-3-1-4 : Corrélation radio-clinique

- Corrélations radio-audiométriques :

Une relation entre l'atteinte endostale et l'altération de la CO a été recherchée par plusieurs auteurs. Vartiainen, en se basant sur une étude portant sur 40 rochers, n'a pas retrouvé de corrélation entre l'étendue des foyers radiologiques et les seuils en CO (123). Kitomizu a retrouvé une corrélation entre le degré d'atteinte endostale et la perte en CO (59). Selon JE Shin, sur une étude portant sur 437 scanners de patients otospongieux, il existe une corrélation statistiquement significative entre l'importance de l'altération de la CO et l'extension endostale des foyers péri-cochléaires (103).

- Corrélations radio-chirurgicales :

Lorsqu'une otospongiose est confirmée chirurgicalement, le scanner pré-opératoire est positif dans environ 90 % des cas, ce qui est considéré comme étant la sensibilité du scanner dans l'otospongiose (39,101,102,128).

Les faux négatifs, c'est-à-dire les formes infra-radiologiques, représentent 4 à 13 % des cas (39,128). Ils correspondent soit à un foyer otospongieux trop petit pour être visualisé, soit à un foyer d'otosclérose pur (39,117,128).

II-3-2 : Place de l'imagerie par résonance magnétique

L'intérêt de l'IRM pour l'exploration de la capsule otique est de connaissance plus récente. Elle permet de discerner la phase active de la phase inactive du processus otospongieux. L'injection intraveineuse de gadolinium entraîne un rehaussement du signal au niveau des lésions actives, qui sont riches en vaisseaux. Ce rehaussement est plus modéré voir absent dans le cas de lésions inactives (80,117,126). L'IRM permet aussi de mieux préciser certaines localisations telles que l'atteinte de la lumière périlabyrinthique et le méat acoustique interne (126).

L'imagerie magnétique, en complément du scanner, peut s'avérer aussi extrêmement utile dans certaines complications labyrinthiques de la chirurgie de l'otospongiose et notamment en cas de granulome stapédo-vestibulaire, de labyrinthite infectieuse ou d'hémorragie labyrinthique (6,26,79).

III : Traitement chirurgical

III-1 : Indication du traitement chirurgical

Devant une otospongiose, le traitement de choix repose sur la chirurgie (40). L'intervention n'est réalisée qu'après un consentement éclairé du patient après lui avoir exposé les différentes possibilités thérapeutiques, avec leurs avantages, leurs inconvénients et leurs risques (38,40,51). D'un point de vue audiométrique, pour plusieurs auteurs, la perte auditive moyenne à partir de laquelle une intervention est indiquée est d'au moins 30 dB (35,40).

Salvinelli propose la chirurgie pour des patients bien sélectionnés ayant une otospongiose débutante avec un Rinne inférieur à 20 dB. Pour lui, l'intervention précoce va freiner l'évolution de la maladie et va prévenir la dégradation de la réserve cochléaire mais le consentement éclairé du malade est particulièrement indispensable dans ce cas (95).

Lippy (66), dans une étude faite sur 136 malades opérés pour otospongiose avec un Rinne inférieur à 10 dB, a obtenu une amélioration de la conduction osseuse avec fermeture du Rinne supérieure ou égale à 0 dB dans 89,7 % des cas. Il propose alors la chirurgie pour les malades ayant une otospongiose débutante avec un Rinne peu ouvert dans le but de restaurer une audition symétrique tout en évitant le recours à un appareillage. L'indication opératoire implique dans ce cas un diagnostic ferme et une technique chirurgicale particulièrement fiable (66).

Dans notre série la moyenne des Rinnes pré-opératoires moyens était de 31,5 dB avec des extrêmes allant de 15 dB à 54 dB. 53,9 % de nos patients avaient un Rinne pré-opératoire moyen supérieur à 30 dB.

Certaines règles générales dans les indications opératoires pour otospongiose sont à connaître (35,40,90) :

- Ne jamais opérer une oreille unique.
- En cas d'hypoacousie unilatérale ou bilatérale et asymétrique, il faut commencer par l'oreille la plus sourde et/ou la moins facile à appareiller.
- Respecter un intervalle au moins de 6 mois entre les deux oreilles, en cas d'atteinte bilatérale.
- Différer l'intervention lorsque l'oreille moyenne est le siège d'une inflammation détectée par une tympanométrie réalisée la veille de l'intervention.
- Prendre en compte les contres indications liées à l'état général tels que les troubles de la crase sanguine, les problèmes cardiaques et thrombo-emboliques majeurs.

III-2 : Technique chirurgicale

III-2-1: Prélèvement d'un greffon d'interposition

La nature du greffon utilisé dépend des habitudes du chirurgien et de la voie d'abord effectuée : en cas d'une voie intra-méatique, un greffon veineux est généralement prélevé au niveau de la main ; en cas d'une voie endaurale de Shambaugh, un greffon d'aponévrose temporale est prélevé dans la même zone opératoire que l'incision. D'autres matériaux peuvent être utilisés pour réaliser l'interposition comme le périchondre et la graisse (15,35,92).

Dans notre série, le matériel d'interposition était une aponévrose dans 61,2 % des cas et une veine dans 38,8 % des cas.

On n'a pas retrouvé de différence significative dans les résultats audiométriques entre l'interposition veineuse (fermeture du Rinne dans 86,7 % des cas) et l'interposition d'aponévrose temporale (fermeture du Rinne dans 87,6 % des cas).

Concernant la nature du tissu d'interposition certains auteurs préfèrent la veine (33,56,68). Pour André, la veine permet de restaurer la compliance du ligament annulaire grâce à sa structure contenant des fibres élastiques (68). Dubreuil (33) en comparant la greffe veineuse et le périchondre tragien trouve une supériorité significative de la veine dans la qualité des résultats audiométriques. Ces mêmes constatations ont été retrouvées par Schmerber (98) qui a obtenu une fermeture du Rinne dans 91 % des cas avec la veine contre 76 % des cas avec le périchondre tragien.

III-2-2 : Voies d'abords

Elles sont au nombre de deux : la voie intra-méatique (ou voie du conduit) et la voie endaurale de Shambaugh. Le choix de la voie d'abord dépend des habitudes du chirurgien et des conditions anatomiques locales (15,35,92):

- La voie du conduit est excellente si le conduit admet un spéculum d'au moins 5,5 mm de diamètre. L'utilisation d'un porte spéculum permet de libérer les deux mains du chirurgien. Cette voie a l'avantage d'une incision minimale, qui cicatrice rapidement, et d'un champ parfaitement net et aseptique. Le spéculum complète l'hémostase du conduit par la pression exercée sur les tranches de section cutanées.
- La voie endaurale de Shambaugh est utilisée de principe pour certains chirurgiens. Elle s'impose par nécessité en cas de conduit auditif externe constitutionnellement étroit ou lorsqu'il est le siège d'exostose dont l'exérèse préalable à l'abord de la caisse est nécessaire.

Dans notre série la voie d'abord était une voie endaurale de Shambaugh dans 83,5 % des cas, et une voie intra-méatique dans 16,5 % des cas.

Nous n'avons pas retrouvé de différence significative des résultats audiométriques entre ces deux voies, le taux de fermeture du Rinne était de 86,3 % en cas de voie intra-méatique et de 87,5 % en cas de voie endaurale.

III-2-3 : Geste platinaire

Selon le geste platinaire on peut distinguer trois techniques (15,35,92) :

- **La platinectomie totale :**

Le trou platinaire de sécurité est complété vert le haut et le bas afin de séparer la platine en deux fragments, posterieur et antérieur que l'on enlève successivement. Parfois, il persiste un fragment attaché au bord antérieur de la fenêtre. Il est préférable de le laisser et de ne réaliser qu'une platinectomie sub-totale. En effet, l'ablation à tout prix de ce fragment risque d'être hémorragique, et par ailleurs elle pourrait être à l'origine de lésions du saccule. Dans notre série 51,6 % de nos malades ont eu une platinectomie totale.

- **La platinectomie partielle :**

C'est le plus souvent une hémiplatinectomie postérieure. Elle a pour avantage d'être moins hémorragique. Laisser en place, la moitié antérieure obligera le fût du piston à plonger obliquement vers l'arrière et le bas, en arrière donc du saccule. Dans notre série 32,6 % de nos malades ont eu une platinectomie partielle.

- **La platinotomie :**

Un orifice de diamètre variable, en fonction du désir ou non d'interposer un greffon, est réalisé dans le tiers posterieur de la platine soit à la microtréphine, soit à la micro-fraise, soit au laser. Dans notre série 15,8 % de nos malades ont eu une platinotomie. Une platinotomie calibrée avec piston transplatinaire a été réalisée dans 81,6 % des cas et une platinotomie avec interposition dans 18,4 % des cas.

Dans notre étude, nous n'avons pas retrouvé de différence significative des résultats audiométriques entre les platinectomies totales (taux de fermeture complète du Rinne = 85,5 %, amélioration de la réserve cochléaire dans 83,4 %) et les platinotomies (taux de fermeture complète du Rinne = 85,4 %, amélioration de la réserve cochléaire dans 86,4 %). Jlaiel (55) a constaté une supériorité des résultats de la platinectomie totale (fermeture du Rinne dans 84 % des cas) par rapport à la platinotomie (fermeture du Rinne dans 78 % des cas) mais cette différence n'était pas significative. De même Lescanne (63), Rondini-Gilli (89) et Esquivel (41) n'ont pas remarqué de différence statistique significative entre platinectomie et platinotomie concernant le Rinne résiduel pour les fréquences moyennes. Dubreuil (33) en comparant les résultats audiométriques à long terme des platinectomies totales et des platinotomies a constaté que la technique transplatinaire donne immédiatement un moins bon résultat sur les fréquences graves et un meilleur résultat sur les fréquences aigues mais l'amélioration sur les fréquences graves se poursuit dans le temps. Après trois ans d'évolution, les résultats audiométriques deviennent les mêmes quelle que soit la technique chirurgicale.

III-3 : Utilisation du laser dans la chirurgie de l'otospongiose

On dispose actuellement de trois types de laser dans le domaine de la chirurgie otologique : le laser Argon, le laser KTP et le laser CO2.

Le laser Argon et le laser KTP sont véhiculés par des fibres optiques, d'où leurs grande facilité de manipulation. Le rayon laser est coloré et peut être placé à travers la fibre au contact de l'élément à vaporiser ce qui permet d'ajuster parfaitement le tir (44,86,112).

Le laser CO2 est invisible, il doit donc être doublé par un laser de visée à l'hélium. Par son absorption tissulaire et son degré de pénétration plus fiable comparé aux lasers KTP et Argon, le laser CO2 a l'avantage de minimiser l'échauffement au niveau du labyrinthe (44,62,63).

Le risque de non concordance entre le rayon hélium et le rayon laser proprement dit est actuellement très limité depuis l'apparition de micromanipulateurs qui suppriment les miroirs et les lentilles de transmission et améliorent le rendement optique (62,63).

Différents temps opératoires peuvent être réalisés à l'aide du laser (45,112,119) :
- Une section atraumatique et sans saignement du tendon du muscle de l'étrier.
- Une section atraumatique de la branche postérieure de l'étrier (la section de la branche antérieure est plus difficile en raison des difficultés d'exposition).

- La platinotomie calibrée, soit par perforation directe progressive, soit selon la technique dite en « rosettes » ou en « timbre poste » qui permet d'isoler un micro-disque platinaire et de le récupérer. Dans ce cas, l'intérêt du laser est surtout devant une platine encore fine et/ou incomplètement bloqué en faisant disparaître théoriquement le risque de survenu d'une platine flottante ou d'une fracture platinaire.

Une autre technique récente de platinotomie appelée technique laser stamp ou « laser stapedotomy minus prosthesis » a été proposée pour les blocages limités à la partie toute antérieure de la platine. Elle consiste à vaporiser au laser une partie de la branche antérieure de l'étrier puis de réaliser une platinotomie linéaire à l'union du tiers antérieur et des deux tiers postérieurs de la platine, qui devient ainsi isolée par rapport au point de fixation. Cette technique a l'avantage d'être non traumatique, elle évite le recours à une prothèse, conserve la fonction du muscle de l'étrier et a des résultats fonctionnels comparables aux techniques conventionnelles (104,105,106).

Les publications comparant le laser et les techniques classiques montrent des résultats sensiblement similaires pour les chirurgiens expérimentés (25,54,110), mais en faveur du laser pour les jeunes chirurgiens avec diminution des complications post-opératoires (45,61,112). Le type de laser utilisé ne semble pas influencer les résultats fonctionnels (18,86,127).

Dans les reprises chirurgicales le laser est particulièrement utile. Il permet de libérer la prothèse et la fenêtre ovale des tissus cicatriciels avec un minimum de traumatisme. De même, le laser facilite la réalisation d'une platinotomie sur une néo-platine membraneuse (5,52,130). Haberkamp (52), en comparant les résultats de la chirurgie de révision avec et sans laser CO_2, observait de meilleurs résultats avec le laser CO_2 de façon statistiquement significative. Wiet (133) a publié une méta-analyse sur l'intérêt du laser Argon dans la chirurgie de révision stapédienne. Il avait montré l'avantage du laser Argon par rapport à la chirurgie conventionnelle, tant pour l'efficacité que pour la sécurité de façon statistiquement significative.

III-4 : Difficultés et incidents per-opératoires

Le traitement chirurgical de l'otospongiose comporte différents temps opératoires qui doivent normalement se succéder harmonieusement. Néanmoins, l'intervention peut être contrariée par une variante anatomique ou un incident per-opératoire, ce qui impose à tout cophochirurgien de parfaitement maîtriser les différentes techniques chirurgicales et de ne pas hésiter à modifier sa technique habituelle en fonction du tableau rencontré.

III-4-1 : Difficultés per-opératoires

III-4-1-1 : Anomalies anatomiques du canal de Fallope

L'incidence des anomalies anatomiques du canal de Fallope (procidence et/ou déhiscence) varie dans la littérature selon que l'exposition et l'examen du canal facial soient réalisés de façon systématique ou non et selon qu'on prenne ou non en compte les simples déhiscences du canal de fallope (8,9).

	Nombre de malades	Procidence	Déhiscence
Ayache (8)	293	7,2 %	2,7 %
Ballester (9)	595	5,4 %	
Daniel (30)	1800	2,5 %	2,8 %
Notre série	310	15,8 %	8,38 %

Tableau 28 : Incidence des anomalies anatomiques du canal de Fallope

En cas d'une procidence partielle du canal de Fallope occasionnant une étroitesse de la FO, l'attitude dépend de l'importance de cette étroitesse et du caractère déhiscent ou non du nerf facial. Si le nerf facial n'est pas à nu, on peut améliorer l'accès à la platine en effectuant un fraisage de la berge promontorielle de la FO (8). Ce fraisage est préconisé par certains auteurs même dans le cas d'un nerf facial à nu (9). On peut aussi opter pour un piston mince de 0,4 mm de diamètre, au mieux de type téflon-fil d'acier plus maniable et permettant une certaine angulation évitant alors un frottement contre le nerf facial (9). Parfois lorsque le nerf facial est déhiscent et masque la platine on peut essayer de le récliner délicatement à l'aide d'une spatule mousse (8). En cas d'une procidence totale du nerf facial on peut être amené à insérer directement le piston dans le promontoire après avoir perforé celui-ci à l'aide d'un micro perforateur (9).

L'existence de variations anatomiques du canal de Fallope n'a pas influencé la qualité de nos résultats audiométriques. Dans ces cas, le taux de fermeture complète du Rinne était de 87,5 %. Daniels (30) n'a pas noté lui aussi une influence significative des variations anatomiques du canal du Fallope sur les résultats audiométriques. Dans sa série, la fermeture du Rinne était de 84 % en cas d'une déhiscence du facial et de 81 % en cas de sa procidence. Besbes (14) a obtenu une fermeture du Rinne dans seulement 28 % des cas lorsque le facial était déhiscent. Ballester (9), dans une série de 40 malades opérés pour otospongiose et dont l'exploration a objectivé une variation anatomique du canal de Fallope, a obtenu une fermeture du Rinne dans 41 % des cas.

III-4-1-2 : Otospongiose oblitérante

Une otospongiose oblitérante, définie comme étant un foyer otospongieux exéburent, comblant la FO de façon diffuse et masquant les limites de la platine a été retrouvée chez 1,6 % de nos malades. Son incidence était de 3,6 % pour Konarska (60), de 4,7 % pour Ayache et de 33 % pour Raman (85). Ces différences d'une série à l'autre sont dues à la définition variable de l'otospongiose oblitérante en fonction des auteurs.

La fréquence des formes oblitérantes bilatérales était de 50 % dans la série d'Ayache (8) et de 41 % dans la série de Daniels (30).

La technique opératoire la plus recommandée comporte un fraisage des foyers otospongieux oblitérants jusqu'à obtenir un aspect de platine bleutée. L'ouverture labyrinthique peut ensuite être réalisée à la micro fraise ou à l'aide de micro instruments (8).

III-4-1-3 : Etroitesse de la fenêtre ovale

La notion d'étroitesse de la FO est subjective et varie en fonction du chirurgien. Son incidence était de 12,3 % pour Ayach (8), 10,2 % pour Konarska (60) et de 2,3 % pour Daniels (30). Cette étroitesse peut être due à une procidence du canal de fallope, à une procidence de la berge promontorielle de la FO, à un foyer d'otospongiose situé à la berge de la FO ou être constitutionnelle (8,60).

Dans notre série, en dehors des cas où il y'a une procidence du canal de Fallope, une étroitesse constitutionnelle de la FO a été notée dans 0,6 % des cas. L'incidence de cette étroitesse constitutionnelle de la FO était de 3,1 % pour Ayache (8) et de 1,1 % pour Konarska (60).

En cas d'une étroitesse de la FO, l'accès à la platine peut être amélioré par un fraisage de la berge promontorielle de la FO (8,65).

III-4-1-4 : Ankylose incudo-malléaire

Sa recherche doit être systématique devant une ankylose stapédo-vestibulaire (130,131). Elle doit être effectuée après désarticulation incudo-stapédienne car le blocage stapédo-vestibulaire peut à lui seul gêner l'appréciation de la mobilité du bloc marteau-enclume et donner une fausse impression d'ankylose atticale (35,131). Son incidence lors d'une chirurgie primaire pour otospongiose varie selon les auteurs de 0,6 % à 2,4 % (30,131,132). Dans notre série, cette difficulté per-opératoire n'a pas été rapportée.

En cas d'ankylose incudo-malléaire associée à une ankylose stapédo-vestibulaire, différentes techniques chirurgicales peuvent être proposées. La simple mobilisation de l'articulation incudo-malléaire est maintenant pratiquement abandonnée compte tenu du risque de récidive secondaire de l'ankylose (130,131). La technique chirurgicale actuelle repose sur la dépose de l'enclume, la section du col du marteau puis la dépose de la tête du marteau pour éviter toute récidive de fixation atticale. La transmission est assurée par un montage direct entre le tympan et le tissu d'interposition à l'aide d'une prothèse TORP ou en utilisant l'enclume (131,132). Certains auteurs préconisent un piston-malleus ou un piston téflon-fil d'acier accroché au manche du marteau (35).

III-4-2 : Incidents opératoires
III-4-2-1 : Traumatisme du lambeau tympano-méatal

Au cours du décollement, une déchirure du lambeau tympano-méatal peut survenir. L'incidence de cet accident était de 0,8 % pour Simoncelli (107), 0,18 % pour Shea (99) et de 2,2 % pour Savic (97). La constatation d'une perforation au niveau du tympan doit être réparée en fin d'intervention à l'aide d'un greffon de tissu conjonctif.

Dans notre série, le décollement du lambeau tympno-méatal s'est compliqué d'une déchirure tympanique dans 1,6 % des cas. Une réparation de la perforation par une greffe d'aponévrose temporale superficielle a été réalisée dans tous les cas.

III-4- 2-2 : Luxation de l'enclume

C'est un incident qui peut survenir lors de la réalisation de l'encoche postéro-supérieure de Rosen ou lors de la mise en place du piston (97). Son incidence était de 0,2 % pour Savic (97), de 4,3 pour Szymanski (114) et de 7,8 % pour Freitas (43).

S'il s'agit d'une sub-luxation de l'enclume, c'est-à-dire que la continuité marteau-enclume est conservée, l'intervention peut se poursuivre normalement (114). Si la désarticulation est totale, il faut essayer la mise en place d'une prothèse totale entre le manche du marteau et la FO (97,114).

Szymanski propose la mise en place du piston au niveau de la branche descendante de l'enclume avant l'exérèse de la superstructure de l'étrier dans le but de diminuer le risque de la luxation marteau-enclume (114). Une sub-luxation de l'enclume a été observée chez 2 malades de notre série.

III-4-2-3 : Platine flottante

La platine flottante est définie par la désinsertion brusque et complète du ligament annulaire, avec enfoncement plus ou moins important de la platine dans le labyrinthe (7).

Son incidence était de 5,8 % pour Ayache (7), de 1,2 % pour Szymanski (114), de 1,9 % pour Freitas (43) et de 6 % pour Ferjani (42). Dans notre série, cette incidence était de 1 %.

Pour Ayache, l'étroitesse de la FO semble être un facteur favorisant la survenue de cet incident (7). L'analyse statistique de Szymanski a permis de montrer que la survenue d'une platine flottante était significativement moins fréquente si on réalise la platinotomie avant l'exérèse de la superstructure de l'étrier (114).

Plusieurs attitudes ont été proposées face à une platine flottante (7,8,67) :
- Arrêt de l'intervention qui sera reportée en attendant que la platine se refixe.
- Extraction de la platine : glisser un micro-crochet dans l'avant-trou de sécurité platinaire, extraction par fragmentation, fraisage de la berge promontorielle de la FO permettant de glisser un micro-crochet au bord inférieur de la platine, préhension du reliquat de superstructure à l'aide d'une micro-pince.
- Abandon de la platine dans le labyrinthe et mise en place d'un piston sur la platine flottante avec ou sans interposition.

Ayache n'a pas noté de différence sur les résultats auditifs de 17 oreilles opérées pour otospongiose avec survenue d'une platine flottante, que la platine ait été extraite ou non. Il recommande donc de tenter l'extraction de la platine si ce geste apparaît réalisable de façon atraumatique, ou de l'abandonner dans le labyrinthe si le geste est techniquement délicat (FO étroite, platine profondément enfoncée dans le labyrinthe, saignement important...) (7).

Lippy en faisant une étude sur des malades où une platine flottante a été abandonnée dans le labyrinthe, a constaté que les résultats fonctionnels ont été bons et durables en cas de platine fine. Par contre, les résultats ont été moins bons en cas de platine épaisse, avec nécessité de ré-intervention pour refixation dans près de 30 % des cas (67).

III-4-2-4 : Geyser labyrinthique

C'est l'issue brutale de liquide céphalorachidien lors de l'ouverture platinaire. Il est lié à une malformation de l'oreille interne qui fait communiquer anormalement l'espace péri-lymphatique avec les espaces sous-arachnoïdiens (29). C'est un accident grave qui expose au risque de cophose et de méningite post-opératoire

(15,29). La fréquence de survenue de cet incident varie selon la littérature de 0,003 % à 0,5 % (29,42,107).

Le Geyser labyrinthique est un accident imprévisible, aucun facteur prédictif clinique ou radiologique n'est fiable de façon certaine (29). Pour certains auteurs, un Geyser peut être suspecté en per-opératoire devant une caisse avasculaire, d'aspect aplasique avec une insertion trop antérieure de la branche postérieure de l'étrier (19). L'imagerie TDM peut montrer un élargissement du canal cochléaire, un élargissement de la portion labyrinthique du canal facial, une accentuation du diamètre du canal du nerf vestibulaire superieur ou un aspect bulleux du méat acoustique interne. Une imagerie normale n'élimine pas le diagnostic (29,126).

Cette possibilité de Geyser de liquide céphalo-rachidien est une des justifications de la réalisation systématique d'un trou de sécurité préalablement à toute stapédectomie. Si un écoulement abondant survient, le trou peut alors être colmaté par une interposition de tissu conjonctif (15,29). La mise en place du piston constitue, dans les cas favorables, un élément important pour stabiliser l'interposition, à condition toutefois que l'orifice de la platinotomie ne soit pas trop grand. Dans les cas défavorables, on peut avoir le recours à un colmatage de la caisse du tympan par du muscle et de la graisse (15,29,75).

Pour faciliter le geste chirurgical, on dispose de plusieurs artifices pour atténuer l'abondance du flot de liquide céphalo-rachidien : mise en position proclive, ponction lombaire soustractive, hyperventilation avec forte teneur en oxygène (15,29). Enfin une antibiothérapie à large spectre est administrée de façon systématique afin de prévenir une méningite, de même une vaccination anti-pneumococcique est indiquée (29).

Dans notre série un Geyser labyrinthique a été observé dans 2 cas (0,6%). L'attitude chirurgicale avait consisté à un colmatage du trou de sécurité platinaire avec interruption de l'intervention. Dans ces deux cas, la tomodensitométrie n'a pas montré une malformation de l'oreille interne.

III-5 : Soins et traitement post-opératoires

La prescription d'un traitement médical en post-opératoire est controversée. Beaucoup de traitements longtemps prescrits de façon empirique, n'ont jamais fait la preuve de leur efficacité (35).

III-5-1 : Antibiothérapie

L'opportunité de l'utilisation d'une antibiothérapie prophylactique en matière d'otospongiose est sujet à controverse. Bien qu'il s'agisse d'une chirurgie de type propre, 63 % des copho-chirurgiens préconisent une antibiothérapie après une stapédectomie (10). Pour Baylot (10), la chirurgie de l'otospongiose peut relever d'une antibioprophylaxie en raison du risque de labyrinthite. Plusieurs molécules peuvent être proposées : association amoxicilline/acide clavulanique, céphalosporine de première génération ou de deuxième génération.

Tous nos malades ont eu une antibiothérapie prophylactique.

III-5-2 : Corticothérapie

Plusieurs auteurs préconisent des corticoïdes soit en per-opératoire, soit en post-opératoire immédiat dans le but de diminuer l'inflammation de la muqueuse de la caisse du tympan provoquée par le geste opératoire et de prévenir une éventuelle réaction labyrinthique (32). D'après une étude faite par Riechelmann, la prescription systématique d'une corticothérapie après une stapédectomie ne permet pas de prévenir une réaction labyrinthique, au contraire elle peut être à l'origine d'un inconfort pour le patient en post-opératoire (87).

Une corticothérapie a été instaurée de façon systématique chez tous nos malades. La corticothérapie était à base d'hydrocortisone dans 35 % des cas et à base de bétaméthasone dans 65 % des cas.

Le type de corticoïde prescrit en post-opératoire n'a pas influencé la qualité de nos résultats. Une fermeture complète du Rinne a été obtenue dans 88 % des cas avec l'hydrocortisone et dans 88,3 % avec le bétaméthasone.

III-5-3 : Vasodilatateurs

Il s'agit de vasodilatateurs administrés par voie intraveineuse en post-opératoire immédiat puis relayés par un traitement par voie orale. Leur intérêt reste encore discuté (32).

Dans notre série un traitement vasodilatateur a été administré de façon systématique chez tous nos patients.

III-5-4 : Antivertigineux – antiémétiques

Les antivertigineux et les antiémétiques sont prescrits en présence de signes cochléo-vestibulaires à type de vertiges persistants associés à des signes neurovégétatifs à type de vomissements (32).

Un traitement antivertigineux a été instauré chez tous nos malades, un traitement anti-émétique a été prescrit dans 43,5 % des cas.

III-5-5 : Audiométrie post-opératoire précoce - Acoumétrie

Plusieurs chirurgiens ne réalisent une audiométrie en post-opératoire qu'après un intervalle de 1 à 2 mois après l'intervention. En effet, on observe assez souvent une baisse de la CO en post-opératoire immédiat qui est transitoire et sans conséquence à long terme (32,110).

Pour Causse, les chutes cochléaires post-opératoires doivent être dépistées au plus tôt pour que le traitement soit efficace. Il préconise alors un audiogramme en CO et un weber tonal audiométrique au lit du patient dès le lendemain de l'opération. Pour lui une chute de la CO sur les fréquences graves témoigne d'un manque d'aération de l'oreille moyenne, une chute sur les fréquences aigues témoigne d'une ischémie cochléaire alors qu'une chute de la CO en plateau implique que l'oreille interne n'a pas toléré la décompression brutale des liquides labyrinthiques (19,20).

L'épreuve de Weber acoumétrique est un autre moyen simple qui permet d'évaluer l'audition le soir même de l'intervention. La sensation vibratoire, latéralisée du coté opéré rassure le chirurgien (32).

Nous avons l'habitude dans notre service de réaliser de façon systématique au alentour du septième jour post-opératoire un audiogramme post-opératoire précoce en CA. Il avait comme but le dépistage d'une éventuelle chute de l'audition, qui avec le reste du contexte clinique pourrait indiquer une reprise chirurgicale précoce. La revue de la littérature n'a pas trouvé d'autres équipes qui préconisent un audiogramme en CA comme moyen d'évaluation de l'audition en post-opératoire précoce. L'interprétation de ce seuil en CA doit prendre en considération la présence de surgicel au niveau du conduit auditif externe et d'un hémotympan post-opératoire au niveau de la caisse, à l'origine d'une éventuelle surestimation de sa valeur.

Dans notre étude un RPOP > 35 dB a été retenu comme facteur significativement prédictif d'échec fonctionnel (OR : 4,01 / p : 0,0025). La fermeture du Rinne est obtenue dans 89,2 % des cas en présence d'un RPOP ≤ 35 dB contre 75 % des cas en présence d'un RPOP > 35 dB.

III-6 : Complications post-opératoires

III-6-1 : Les vertiges

Ils sont fréquemment signalés les premiers jours, surtout lors des changements de position. La fréquence des vertiges post-opératoires varie d'une série à l'autre selon la définition adoptée par les auteurs. Ghandri rapporte une incidence de 23,4 % (46). Dubreuil constate que les vertiges sont constants au premier jour et qu'ils sont invalidants dans 2,2 % des cas. Un grand vertige invalidant a été rapporté par Freitas dans 5,8 % des cas (43) et par Simoncelli dans 1 % des cas (107).

Un vertige persistant ou survenant au-delà d'une dizaine de jours doit faire évoquer la possibilité d'une fistule labyrinthique surtout s'il est invalident malgré le traitement médical ou s'il est associé à une atteinte de la conduction osseuse ou à des acouphènes à type de sifflements (91).

Dans notre série un vertige post-opératoire persistant défini arbitrairement par un vertige de type rotatoire persistant au-delà du deuxième jour post-opératoire a été observé dans 22 % des cas.

Dans notre étude une fermeture du Rinne était meilleur en absence d'un vertige post-opératoire persistant (87,9 % contre 84,8 %) mais cette différence n'était pas significative (p = 0,051). Bourguignat (16), a noté chez les patients ayant présenté des vertiges post-opératoires une baisse significative du gain en CA à un an et cinq ans, la

CO était aussi plus dégradée chez les patients vertigineux que chez les non vertigineux mais de façon non significative.

III-6-2 : Paralysie faciale périphérique

Cette complication peut survenir sans qu'aucune faute opératoire n'ait été commise (108). Son incidence était de 0,5 % pour Smith (108), de 0,07 % pour Shea (99) et de 0,9 % pour Jlail (55).

La paralysie faciale périphérique peut survenir en post-opératoire immédiat ou de façon retardée dans les jours suivants l'intervention (8,97). Si elle est immédiate, on peut attendre quelques heures car elle peut être en rapport avec l'infiltration d'anesthésiques locaux, mais en cas où elle persiste plus de 6 à 8 heures une ré-intervention est alors indiquée (8). Si la paralysie faciale est retardée, survenant le plus souvent entre le quatrième et le dixième jour post-opératoire, l'abstention chirurgicale est préconisée et la récupération est habituelle sous corticothérapie (8,63,108). Son mécanisme serait secondaire à un œdème rétrograde à partir de la corde du tympan étirée (63).

Dans notre série une paralysie faciale périphérique retardée a été constatée chez un malade (0,3 %) qui présentait une procidence du canal de Fallope avec déhiscence osseuse. L'évolution était bonne sous corticothérapie.

III-6-3 : Infection

C'est une complication grave qui peut être à l'origine d'une méningite ou d'une labyrinthisation avec cophose (40,97). Son incidence était de 0,5 % pour Szymanski (114), de 3,9 % pour Freitas (43) et de 0,58 % pour Ghandri (46).

Une infection post-opératoire a été constatée dans 3,2 % des cas de notre série. Dans cette situation, le pourcentage de fermeture complète du Rinne baisse de 87,5 % à 77,8% mais de façon non significative (p = 0,387).

III-6-4 : Dysgeusie

Lors de l'abord de la région stapédo-vestibulaire, la section ou la simple traction de la corde du tympan peut provoquer des troubles du goût sur l'hémi langue du côté opéré. Ils sont généralement transitoires et disparaissent en quelques semaines (27,97).

Une dysguesie invalidante a été rapportée par Lescanne dans 0,4 % des cas (63) et par Simoncelli dans 0,2 % des cas (107). Dubreuil (33) avait trouvé des troubles du goût dans 1,7 % des cas. Ils ont été gênants dans seulement 0,2 % des cas, alors qu'aucun traumatisme notable de la corde du tympan n'avait été signalé en peropératoire.

Pour Clark (27), la section franche de la corde serait préférable à son élongation et donne une symptomatologie qui disparaît plus rapidement. Pour Savic (97), les troubles du goût sont plus gênants chez les malades opérés d'une otospongiose bilatérale et dont une lésion de la corde du tympan est survenue bilatéralement.

Dans notre série, une dysguesie invalidante a été retrouvé dans 1 cas (0,3%) alors qu'aucun traumatisme de la corde du tympan n'a été signalé.

III-7 : Résultats du traitement chirurgical

III-7-1 : Résultats audiométriques

L'évaluation des résultats de la chirurgie de l'otospongiose est un sujet qui prête à discussion, tant ont été variées les méthodes d'analyse utilisées par les différents auteurs pour rendre compte de ces résultats.

D'un point de vue audiométrique, notre étude a porté non seulement sur l'évolution du Rinne, mais également sur l'évolution de la CO dans le temps.

III-7-1-1 : Etude du Rinne post opératoire

Le taux de réussite, défini par la plupart des auteurs par un RRPO $\leq$ 10 dB a été obtenu dans notre série lors du premier contrôle (3 mois) dans 87,3 % des cas. Le tableau suivant montre que ce taux est comparable à celui rapporté dans les séries de la littérature avec un premier contrôle allant de 1 à 3 mois.

Auteurs	Nombre d'oreilles	Taux de réussite
Mangham (69)	215	96 %
Notre série	306	87,3 %
Herzog (53)	65	87 %
Quaranta (50)	151	84,7 %
Jlaiel (55)	223	84 %
Bourguignat (16)	67	73 %

Tableau 29 : Pourcentage de fermeture du Rinne selon la littérature avec un premier contrôle allant de 1 à 3 mois.

Dans notre série, avec un recul moyen de 22 mois et des extrêmes allant de 3 à 204 mois, le pourcentage de fermeture du Rinne au dernier contrôle était de l'ordre de 80,9 %. Ce pourcentage est aussi comparable à celui de la littérature selon le tableau suivant :

Auteur	Nombre d'oreilles	Recul	Taux de réussite
Vincent (132)	2527	3 – 164 mois	96,7 %
Glasscock (48)	600	1 – 243 mois	91,3 %
Notre série	304	3 – 204 mois	80,9 %
Simoncelle (107)	380	3 – 180 mois	80,8 %
Ghandri (46)	682	6 – 120 mois	74,2 %

Tableau 30 : Pourcentage de fermeture du Rinne selon la littérature lors du dernier contrôle

III-7-1-2 : Etude de la courbe de conduction osseuse

L'étude de la CO dans les résultats de l'otospongiose est capitale, car elle est le reflet de la réserve cochléaire (55). La remontée de la CO en post-opératoire sur les fréquences graves est quasi constante. Pour Beal, cette amélioration de la CO est liée à la disparition de l'effet Carhart, le gain est maximum si la CO pré-opératoire présente une encoche sur la fréquence 1000 Hz (11). Dubreuil (33) a constaté une amélioration ou une conservation de la CO dans 91 % des cas, Beal (11) a retrouvé 80 % de gain à court terme, Moscillo (76) a obtenu 95 % de gain quelque soit la technique opératoire. Dans notre série, l'amélioration de la CO était observée dans 78,8 % des cas avec un gain moyen de 7,1 % dB. Martin (71), dans une revue de la littérature a trouvé une amélioration de la CO en post-opératoire qui variait de 1 à 12 dB. Ce gain en CO était de 6 dB pour Awengen (3) et de 4 dB pour Jlaiel (55). Pour Moscillo (76) ce gain était meilleur avec le laser (7,1 dB) qu'avec les techniques habituelles (4 dB).

III-7-2 : Résultats sur les acouphènes

Les acouphènes ont été retrouvés en pré-opératoire chez 84,1 % de nos malades. Ils ont disparu en post-opératoire dans 71,1% des cas.

Pour Gersdorff, les acouphènes ont disparu dans 64 % des cas (47), pour Szymanski dans 73 % des cas (113) et pour Lescanne dans 97 % des cas (63).

Oliveira (82), en opérant 48 malades otospongieux ayant des acouphènes invalidants avec retentissement sur la vie quotidienne, a obtenu une amélioration nette de ces acouphènes dans 80 % des cas.

Pour Szymanski le devenir des acouphènes en post-opératoire n'est pas corrélé à l'importance de la perte auditive en pré-opératoire (113).

Pour Gersdorff (47), un échec sur le contrôle des acouphènes n'est pas prédictif d'un mauvais résultat audiométrique.

Selon Sakai (94) et Gersdorff (47) une amélioration des acouphènes était plus marquée chez les malades ayant une ouverture limitée de la platine que chez ceux qui ont eu une ouverture plus large. Pour Ayache (4), le devenir des acouphènes en post-opératoire n'est pas corrélé à la nature du geste platinaire. Dans notre série l'amélioration des acouphènes était meilleure en cas de platinotomie (75 % des cas) qu'en cas de platinectomie totale (67,6 % des cas) sans être significative (p = 0,357).

III-8 : Les reprises chirurgicales

La fréquence des reprises chirurgicales chez des patients antérieurement opérés d'otospongiose varie d'une série à l'autre. Le tableau suivant résume la fréquence des reprises selon certains auteurs.

auteur	série	Pourcentage
Ayache (5)	293	8 %
Haberkamp (52)	106	28 %
Pedersen (84)	1405	13 %
Jlail (55)	223	2,2 %
Durko (34)	350	6 %
Notre série	310	1,6 %

Tableau 31 : Fréquence des reprises opératoires selon la littérature

III-8-1 : Motif de la reprise chirurgicale

Les circonstances conduisant à une reprise opératoire sont essentiellement de deux ordres :

- Persistance ou réapparition d'une surdité à nette prédominance transmissionnelle : cette situation est la plus fréquente, retrouvée dans 77 % des cas dans la série d'Ayache et dans 88 % des cas dans la série de Pedersen (84). Pour plusieurs auteurs la reprise opératoire est indiquée lorsque le Rinne audiométrique est supérieur ou égal à 20-25 dB (49,109,133).
- Apparition de signes de souffrance labyrinthique : le tableau clinique associe diversement surdité de perception, acouphènes et vertiges. Cette situation représente 15,4 % des cas dans la série d'Ayache (5) et 10 % des cas dans la série de Somers (109).

Dans notre série, 5 malades ont été repris : deux pour réapparition d'une surdité de transmission, deux pour des signes de souffrance labyrinthique et le cinquième pour otospongiose oblitérante avec échec de platinotomie lors de la première intervention. Le bilan pré-opératoire avant la reprise comprend outre le bilan clinique habituel (renseignements concernant l'intervention précédente, examen otoscopique, examen acoumétrique, examen vestibulaire, examen audiométrique) un scanner et/ou une imagerie par résonance magnétique des rochers. L'imagerie est devenue indispensable avant toute reprise chirurgicale (5,6,79,130).

III-8-2: Constatations per-opératoires et attitude thérapeutique

Lors de la reprise chirurgicale, l'attitude thérapeutique dépend des constatations per-opératoires. L'association de plusieurs problèmes est assez fréquente (5,52).

III-8-2-1 : Reprise pour surdité de transmission

Devant un échec fonctionnel à type de surdité de transmission, sans signes de labyrinthisation, l'intervention sera programmée à froid après un bilan clinique et radiologique complet (5,35). Dans cette situation Vincent propose un délai de six mois à un an après l'intervention précédente (130).

III-8-2-1-1 : Prothèse non fonctionnelle

Les anomalies de position de la prothèse sont les causes d'échecs les plus fréquemment rapportées. Elles ont été observées dans la série d'Ayache dans 41,6 % des cas (5), dans la série de Gros dans 60,3 % des cas (49) et dans la série de Vincent dans 90 % des cas (130).

Il peut s'agir d'une (79) :
- prothèse déplacée, dont l'anneau est toujours solidaire à la BDE mais dont le pied n'est pas en bonne position au niveau de la FO.
- Prothèse complètement luxée, c'est-à-dire désinsérée de la BDE et de la FO.
- Prothèse trop courte.

Outre la tomodensitométrie, l'endoscopie virtuelle trouve dans la mise en évidence des luxations de prothèses une excellente indication (70,83).

Sur le plan thérapeutique, on peut remettre en place soit le même piston éventuellement retaillé, soit un nouveau piston de même type ou de type différent (35,100). Gros a observé de meilleurs résultats fonctionnels de façon statistiquement significative lorsqu'il a remplacé l'ancien piston par un nouveau (49).

Une prothèse luxée a été observée chez l'un de nos malades qui a été repris pour réapparition d'une surdité de transmission. Des adhérences fibreuses et une récidive du foyer d'otospongiose au niveau de la FO étaient également observées.

III-8-2-1-2 : Lyse de la BDE

La lyse de la BDE représente dans de nombreuses séries la deuxième cause d'échec fonctionnel, avec une fréquence de 32,8 % pour Vincent (130) et de 23 % pour Wiet (133).

Cette complication survient de façon retardée, à distance de l'intervention initiale. Sa fréquence serait plus élevée chez la femme après 50 ans du fait de l'existence d'ostéoporose post ménopausique (5,70). La lyse de la BDE peut survenir quel que soit le type de la prothèse, mais elle est essentiellement observée avec les tubes de polyéthylène et les fils métalliques (79).

Sur le plan thérapeutique, en cas de lyse limitée de la BDE, on peut essayer la remise en place du piston sur la BDE restante. Si la lyse est importante avec une enclume non utilisable on peut essayer la transmission sur le manche du marteau par prothèse totale ou par piston sur marteau (35,130).

III-8-2-1-3 : Luxation de l'enclume

C'est une complication plus rare, elle se voit dans 1 à 10 % des cas (5,79). Elle réalise souvent un accident opératoire qui a passé inaperçu lors de la première intervention (5). Le scanner peut montrer un élargissement de l'interligne articulaire incudo-malléaire plus ou moins associé à une rotation de l'enclume (79). L'attitude chirurgicale consiste à la mise en place d'une prothèse totale entre manche du marteau et FO (97,114).

III-8-2-1-4 : Ankylose atticale des osselets

Un blocage attical des osselets peut passer inaperçu lors de la première intervention et être à l'origine d'un échec post-opératoire immédiat, comme il peut être d'apparition secondaire et entraîner un échec à distance (70). Sa fréquence est de 4 % pour Ayache (5) et de 3,5 % pour Vincent (130). Le traitement repose sur un amarrage de la prothèse plutôt sur le manche du marteau, ou directement au contact du tympan (35,130,131).

III-8-2-1-5 : Fibrose cicatricielle de la caisse

Des phénomènes de fibrose cicatricielle de la caisse peuvent entraver le jeu de la chaîne ossiculaire et/ou du piston, ils sont souvent associés à une autre cause d'échec (5,79).

Ils ont été rapportés par Ayache (5) dans 37 % des cas, par Martin dans 10 % des cas et sont presque constants pour Vincent (130) mais avec une importance variable.

Le laser est dans ce cas d'une grande utilité, permettant une dissection exsangue, précise et progressive des fibroses cicatricielles (35,130).

Une fibrose cicatricielle isolée a été observée chez l'un de nos malades repris pour réapparition d'une surdité de transmission.

III-8-2-1-6 : Reprolifération de l'otospongiose

Cette situation représente 16 % des cas dans la série de Pedersen (84), 5 % des cas dans la série de Somers (109) et 8 % des cas dans la méta analyse de Wiet (133). Elle serait plus fréquente en présence d'une otospongiose oblitérante lors de la première intervention (5).

Pour Vincent, la technique chirurgicale est la même que celle utilisée en cas d'otospongiose oblitérante avec un fraisage prudent à la micro-fraise des foyers otospongieux (130). Shea préconise l'abstention chirurgicale en cas d'oblitération totale de la FO vue le risque accru de surdité neuro-sensorielle (100).

III-8-2-1-7 : Foyers otospongieux bloquant la fenêtre ronde

L'extension de la maladie otospongieuse à la fenêtre ronde se voit dans 1 % des cas (118). Dans une étude histologique de 22 os temporaux de patients opérés pour otospongiose avec un échec fonctionnel à type de surdité de transmission, Nadol (78) a mis en évidence une oblitération de la fenêtre ronde par un foyer otospongieux dans 5 cas (23 %). Chez tous ces malades l'état de la fenêtre ronde n'a pas été précisé en per-opératoire.

Lors d'une chirurgie première pour ankylose stapédo-vestibulaire, la découverte d'une fenêtre ronde obstruée par des foyers otospongieux ne contre indique pas la mise en place d'un piston mais aucun fraisage ne doit être réalisé au niveau de la fenêtre ronde vue le risque de cophose, les résultats fonctionnels peuvent être satisfaisants (93,118,126).

III-8-2-2 : Reprise pour atteinte cochléo-vestibulaire

Devant un tableau de labyrinthisation post-opératoire, un scanner des rochers est indiqué en urgence à la recherche d'une pénétration intra-vestibulaire du piston ou d'un pneumo-labyrinthe. En dehors de ces deux situations où l'intervention est indiquée en urgence, on peut instaurer un traitement médical par voie parentérale (associant antibiotiques, corticoïdes, vasodilatateurs et anti-vertigineux) avec ré-intervention dans les 72 heures en l'absence d'amélioration clinique et radiologique (5,35).

Deux de nos malades ont été repris pour des signes de souffrance labyrinthique avec suspicion de fistule péri-lymphatique. Un granulome stapédo-vestibulaire a été retrouvé dans un cas, le piston était en place sans fistule péri-lymphatique pour le deuxième malade.

III-8-2-2-1 : Fistule péri-lymphatique

Une fistule péri-lymphatique est liée à une fuite de liquide à travers la FO. Sa fréquence est de 4 % pour Ayache (5), de 7 % pour Somers (109) et de 14 % pour Vincent (132). Affirmer la fistule est souvent difficile même en per-opéreatoire, sous microscope et à fort grossissement (79,130). Le scanner n'a de valeur que lorsqu'il montre un pneumolabyrinthe, seul signe classiquement admis comme pathognomonique de fistule labyrinthique (5,79).

Le traitement consiste à colmater la fistule à l'aide d'une large interposition de tissu conjonctif (35,130).

III-8-2-2-2 : Piston intra-vestibulaire

Sa fréquence est de 2 % pour Pedersen (84), de 4 % pour Somers (109) et de 10 % pour Vincent (130). Sur le plan radiologique une pénétration du pied de la prothèse supérieure à 1 mm à l'intérieur du vestibule ne permet de retenir le diagnostic de piston intra-vestibulaire que si le patient présente des symptômes d'irritation labyrinthique (79).

Le traitement repose sur le retrait du piston tout en s'assurant de l'étanchéité de la FO. La remise d'un autre piston plus court peut se faire soit dans le même temps opératoire soit être reportée ultérieurement (35,79).

III-8-2-2-3 : Granulome stapédo-vestibulaire

C'est un granulome inflammatoire post-opératoire s'organisant autour du pied de la prothèse et envahissant le labyrinthe (5). Sa fréquence est de 2 % pour Martin (70) et de 8 % pour Ayache. Son étiopathogénie serait une surinfection d'un hématome ou une réaction à corps étranger (79).

Une reprise chirurgicale est indiquée pour certains auteurs avec ablation de la prothèse, du tissu de granulation et mise en place d'une nouvelle interposition sans remise d'un piston. Un traitement médical à base d'antibiotique et de corticoïde est aussi prescrit (6,35). Le pronostic auditif est souvent sévère (6,35,79).

III-8-3 : Résultats des reprises opératoires

Les résultats fonctionnels sont moins bons en cas de reprise chirurgicale pour otospongiose qu'en cas de chirurgie première. Le taux de succès, défini par un Rinne résiduel moyen inférieur à 10 dB est généralement compris entre 55 et 75 % (5,99,130,132).

La technique employée lors de la première intervention semble influencer les résultats des ré-interventions. Lorsqu'initialement une platinectomie totale a été effectuée, les résultats des reprises sont moins bons, quelque soit le problème rencontré (84,109,130). Les résultats fonctionnels dépendent aussi du nombre d'interventions précédemment effectuées. Ils sont moins bons en cas de reprises multiples (52,84).

Concernant les reprises chirurgicales pour complications labyrinthiques, on obtient souvent un contrôle de la symptomatologie vertigineuse sans amélioration de l'audition (5,109). Pour Ayache, il ne semble pas licite de proposer une reprise chirurgicale pour une surdité de perception non fluctuante et ne s'accompagnant pas de vertiges (5). Plusieurs publications récentes (52,130,133) ont démontré l'intérêt du laser lors des reprises opératoires pour otospongiose.

IV : Traitement médical de l'otospongiose (2,22,28,40)

Le traitement médical de l'otosongiose reste controversé. Si l'on admet la théorie enzymatique de l'otospongiose, le fluorure de soduim constitue à l'heure actuelle le meilleur traitement médical qu'on peut proposer.

Le mode d'action du fluorure de soduim au niveau de l'os serait multiple :

- Inhibiteur d'enzymes, il neutralise les enzymes protéolytiques destructives des protéines des cellules de corti.
- Il favorise la calcification de l'os enchondral de la capsule otique.
- Il présente une action anti-ostéoclastique.
- Il s'oppose à l'hyper-vascularisation osseuse diminuant ainsi l'apport et le nombre de cellules responsables de la résorption osseuse.

Les doses et le rythme d'administration du fluorure de soduim varient beaucoup selon les auteurs et vont de 2 à 25 mg/jour. Le traitement doit être poursuivi pendant au moins 12 à 24 mois.

Les indications du traitement fluoré sont essentiellement représentées par :

- Otospongiose débutante avec un effet On-Off lors de l'étude du réflexe stapédien.
- Otospongiose cochléaire pure.
- Otospongiose évolutive avec contre indication chirurgicale ou refus de la chirurgie par le patient.
- Otospongiose très active, avant ou après le traitement chirurgical.

V : Appareillage (35,36,72,77)

Le recours à un appareillage auditif chez un patient otospongieux peut être indiqué dans 3 situations :

- Appareillage, alternatif à la chirurgie : le patient, informé par le médecin sur les différents moyens thérapeutiques, peut choisir la solution prothétique par peur de l'acte chirurgical.
- Appareillage, solution obligée : un appareillage peut apparaître comme une solution obligée en cas d'otospongiose cochléaire pur ou en cas de contre indication à la chirurgie.
- Appareillage, complément de la chirurgie : le recours à un appareillage auditif chez un patient déjà opéré est indiqué dans 3 situations principales :
  - ✓ En cas d'une surdité mixte profonde avec CO et CA difficilement mesurables, l'intervention a pour but dans ce cas de permettre ou de faciliter un appareillage qui était impossible ou difficile en pré-opératoire.
  - ✓ Après une intervention couronnée de succès, un appareillage auditif peut être nécessaire devant une dégradation neurosensorielle souvent inéluctable au fil du temps.
  - ✓ En cas d'un échec chirurgical à type de surdité de transmission ou de labyrinthisation, le recours à un appareillage auditif s'avère nécessaire (appareillage de l'oreille opérée ou de l'oreille controlatérale).

L'appareillage devrait être binaural pour permettre la stéréophonie. Le type de l'appareil choisi peut être un contour d'oreille, une intra-conque ou un intra-auriculaire. En cas d'une surdité de transmission pure ou d'une surdité mixte à prédominance transmissionelle, le gain de l'appareil correspond à la valeur moyenne du Rinne audiométrique. En présence d'une surdité de perception ou d'une surdité mixte à prédominance perceptionelle, le gain de l'appareil correspond environ à la moitié de la perte sur les fréquences concernées.

L'implant cochléaire trouve son indication de choix dans les cophoses bilatérales secondaires soit à des formes très évoluées d'otospongiose, soit à un échec opératoire et où les prothèses auditives conventionnelles n'ont apporté aucune amélioration de l'audition.

Conclusion

L'otospongiose est une ostéodystrophie primitive de la capsule otique, responsable lorsqu'elle se manifeste cliniquement, d'une surdité de transmission (ou d'une surdité mixte à prédominance transmissionnelle) par ankylose stapédo-vestibulaire. Son diagnostic est essentiellement clinique et audiométrique. Son traitement de choix est la chirurgie.

Le but de notre travail était d'établir le profil épidémiologique, clinique et para clinique de nos malades ; d'évaluer les résultats audiométriques des oreilles opérées et d'étudier les facteurs prédictifs de l'échec fonctionnel.

Notre travail a porté sur 252 malades (310 oreilles) opérés pour otospongiose au service d'ORL et de CCF du CHU Farhat Hached de Sousse sur une période de 21 ans (1985-2005).

L'âge moyen de nos malades au moment de la chirurgie était de 35,8 ans, avec des extrêmes allant de 14 ans à 63 ans. L'otospongiose juvénile a représenté 3,9 % de nos otospongioses opérées.

La prédominance féminine classique a été retrouvée dans notre série avec un sexe ratio de 2,4 pour les femmes.

Une prédisposition familiale avec notion de surdité dans les antécédents familiaux a été retrouvée chez 19 % de nos patients. En effet, il s'agit d'une maladie autosomique dominante à pénétrance incomplète et expressivité variable.

L'hypoacousie était le principal motif de consultation, signalée dans 100 % des cas. L'atteinte était bilatérale dans 80,2 % des cas. Les acouphènes ont été rapportés dans 84,1 % des cas et les vertiges dans 13,1 % des cas.

L'examen otoscopique était normal dans 94,2 % des cas. Ailleurs, le tympan était complet et rétracté dans 4,5 % des cas et le siège de calcification dans 1,3 % des cas.

Les explorations audiométriques en particulier l'audiométrie tonale nous a permis de classer nos patients selon la classification audiométrique d'Aubry en 4 stades = stade

I : 5,8 %, stade II : 76,5 %, stade III : 17,1 %, stade IV : 0,6 %. Le Rinne préopératoire moyen était de 31,5 dB avec des extrêmes allant de 15 dB à 54 dB. Le tympanogramme était normal dans 64,5 % des cas et de compliance diminuée dans le reste des cas. Le réflexe stapédien était constamment absent.

Bien que sa contribution dans le bilan pré-opératoire soit admise par tous les auteurs, la tomodensitométrie n'est pas un examen systématique et doit être réservée à certaines indications (otospongiose cochléaire, otospongiose unilatérale, otospongiose juvénile, échec ou complication post-opératoire de la chirurgie de l'otospongiose). Un scanner des rochers n'a été réalisée en pré-opératoire que chez deux de nos patients.

Tous nos malades ont été opérés sous anesthésie générale, la voie d'abord était endaurale dans 83,5 % des cas et intra-méatique dans 16,5 % des cas.

Le geste platinaire était une platinectomie totale dans 51,6 % des cas, une platinectomie partielle dans 32,6 % des cas et une platinotomie dans 15,8 % des cas.

Le matériel d'interposition était une aponévrose dans 61,2 % des cas et une veine dans 38,8 % des cas.

En per-opératoire, une anomalie anatomique du canal de Fallope a été constatée dans 21,3 % des cas, une otospongiose oblitérante dans 1,6 % des cas et une étroitesse de la fenêtre ovale dans 0,6 % des cas. Un traumatisme du lambeau tympano-méatal était survenu dans 5 cas (1,6 % des cas), une sub-luxation de l'enclume dans 2 cas (0,6 % des cas), un Geyser labyrinthique dans 2 cas (0,6 % des cas) et une platine flottante dans 3 cas (1 % des cas).

En post-opératoire, un vertige persistant a été signalé par 22 % de nos malades, une paralysie faciale périphérique a été notée chez un malade (0,3 % des cas), une infection chez 10 malades (3,2 % des cas) et une dysgeusie invalidante dans 1 cas (0,3 % des cas).

La durée d'hospitalisation était en moyenne de 11,78 jours. Une antibiothérapie prophylactique, ainsi qu'un traitement de soutien cochléaire ont été prescrits de façon systématique chez tous nos malades.

L'évaluation immédiate de nos résultats fonctionnels était possible grâce à un audiogramme post-opératoire précoce en CA fait en moyenne à J7 post-opératoire pour tous nos malades. L'évaluation des résultats définitifs s'est basée sur deux éléments : Rinne résiduel post-opératoire et évaluation de la réserve cochléaire.

Une fermeture du Rinne en post-opératoire a été obtenue dans 87,3 % des cas, la moyenne du Rinne résiduel post-opératoire était de 7,9 dB. Avec un recul moyen de 22 mois et des extrêmes allant de 3 à 204 mois, le pourcentage de fermeture du Rinne au dernier contrôle était de l'ordre de 80,9 %, la moyenne du Rinne résiduel post-opératoire était de 8,3 dB. Ces taux étaient comparables à ceux rapportés dans les séries de la littérature.

Le taux de fermeture du Rinne a passé de 87,5 % en cas de tympan normal à 82,4 % en cas de tympan pathologique, mais cette différence n'était pas significative ($p = 0,533$).

En cas d'infection post-opératoire, le pourcentage de fermeture complète du Rinne a diminué de façon non significative de 87,5 % à 77,8 % ($p = 0,387$).

Les résultats audiométriques étaient moins bons en cas d'otospongiose juvénile (fermeture du Rinne dans 81,8 % des cas) que chez les adultes (fermeture du Rinne dans 87,8 % des cas) avec une différence non significative ($p = 0,582$).

L'amélioration de la réserve cochléaire en post-opératoire a été observée dans 78,8 % des cas. Elle était meilleure avec la platinotomie qu'avec la platinectomie totale mais cette différence n'était pas significative ($p = 0,641$).

Une disparition des acouphènes en post-opératoire a été obtenue dans 71,5 % des cas. Ce pourcentage était meilleur avec la platinotomie qu'avec la platinectomie totale mais de façon non significative ($p = 0,357$).

Une cophose post-opératoire a été constatée chez 5 de nos malades (1,6 % des cas).

Cinq malades ont été repris chirurgicalement : deux pour réapparition d'une surdité de transmission, deux pour des signes de souffrance labyrinthique et le cinquième pour otospongiose oblitérante avec échec de platinotomie lors de la première intervention.

Nous avons procédé également à travers notre série à l'étude des facteurs prédictifs de l'échec fonctionnel à l'aide du logiciel SPSS. Ainsi sur dix variables que nous avons jugées possibles d'être à l'origine d'un échec fonctionnel, et après une étude d'abord univariée puis multivariée avec régression logistique, deus variables présentaient une corrélation avec l'échec fonctionnel. Il s'agit du stade audiométrique, chose retrouvée également dans la littérature et du Rinne post-opératoire précoce qui en dépistant une chute de l'audition pourrait indiquer avec le reste du contexte clinique une reprise chirurgicale précoce.

De notre étude émerge donc 2 facteurs indépendants significativement prédictifs de l'échec fonctionnel : un stade audiométrique III ou IV d'Aubry (OR : 19,06 / p : 0,0001) et un RPOP supérieur à 35 dB (OR : 4,01 / p : 0,0025).

Il ressort de notre étude et après revue de la littérature que :

- Il n'existe pas de particularités épidémiologiques de l'otospongiose en Tunisie par rapport aux autres pays.
- L'audiométrie vocale est un complément essentiel de l'audiométrie tonale dans le bilan pré-opératoire. Elle permet d'évaluer la gêne sociale de la surdité et constitue un argument en faveur de la prise en charge thérapeutique.
- La tomodensitométrie a une place grandissante pour aider au diagnostic de l'otospongiose, en cas d'échec chirurgical ou lors d'une éventuelle forme endo-cochléaire.
- L'utilisation du laser facilite l'acte chirurgical et diminue les risques de traumatisme labyrinthique. Sa place est particulièrement utile en cas de reprise chirurgicale.
- Bien que le pourcentage de fermeture du Rinne soit moins bon en cas d'otospongiose évoluée (stade audiométrique III ou IV d'Aubry), la chirurgie reste toujours indiquée afin de permettre une adaptation audio-prothétique par appareillage conventionnel.
- Le traitement de l'otospongiose est principalement chirurgical. Mais ceci ne doit pas faire oublier qu'il s'agit d'une maladie héréditaire et que les progrès de

la génétique ouvreront peut être des perspectives de thérapie génétique à long terme.

Bibliographie

1- Arnold W, Busch R, Arnold A, Ritscher B, Neiss A, Neidermeyer HP. The influence of measles vaccination on the incidence of otosclerosis in Germany. Eur Arch Otorhinolaryngol 2007; 264:741-8.

2- Ars B. Le traitement médical de l'otospongiose. J F ORL 1993; 42:359-63.

3- Awengen DF. Change of bone conduction thresholds by total footplate stapedectomy in relation to age. Am J Otol 1993; 14:105-10.

4- Ayache D, Earally F, Elbaz P. Characteristics and postoperative course of tinnitus in otosclerosis. Otol Neurotol 2003; 24:48-51.

5- Ayache D, El Kihel M, Betsch C, Bou Malhab F, Elbaz P. Les ré-interventions dans la chirurgie de l'otospongiose : à propos de 26 cas. Ann Otolaryngol Chir Cervicofac 2000; 117:281-90.

6- Ayache D, Lejeune D, Williams MT. Imaging of postoperative sensorineural complications of stapes surgery. Adv Otorhinolaryngol 2007; 65:308-13.

7- Ayache D, Sleiman J, Elbaz P. Platine flottante au cours de la chirurgie de l'otospongiose. J F ORL 1998; 47:121-4.

8- Ayache D, Sleiman J, Tchuente AN, Elbaz P. Variantes et incidents per-opératoires observés au cours de la chirurgie de l'otospongiose. Ann Otolaryngol Chir Cervicofac 1999; 116:8-14.

9- Ballester M, Blaser B, Häusler R. Stapédotomie et variantes anatomiques du nerf facial. Rev Laryngol Otol Rhinol 2000; 121:181-6.

10- Baylot D, Navez ML, Martin C. Antibiotiques et chirurgie de l'oreille. J F ORL 1993; 42:375-8.

11- Beal C, Poncet-Wallet C, Frachet B, Ouayoun M. A propos de l'effet carhart, étude de l'évolution post-opératoire de 47 otospongioses opérées. Ann Otolaryngol Chir Cervicofac 1992; 109 :76-9.

12- Ben Arab S, Besbes G, Hachicha S. l'otospongiose dans les populations du nord de la Tunisie : épidémiologie et étiologie. Ann Otolaryngol Chir Cervicofac 2001; 118:19-25.

13- Ben Arab S, Bonaïti-pelié C, Belkahia A. A genetic study of otosclerosis in a population living in the north of Tunisia. Ann Genet 1993; 36:111-6.

14- Besbes G, Akrout A, Belcadhi M, et al. L'otospongiose: données épidémiologiques, résultats du traitement. Rev Laryngol Otol Rhinol 1994; 115:49-52.

15- Bordure P, Robier A, Malard O. chirurgie de la platine du stapès. In : Chirurgie otologique et oto-neurologique. Masson, Paris, 2005, pp:119-36.

16- Bourguignat E, Roulleau P. Otospongiose: étude de l'évolution de l'audition post-opératoire dans les cinq premières années et recherche de certains facteurs pronostiques. A propos d'une série de 67 cas. Ann Otolaryngol Chir Cervicofac 1994; 111:3-21.

17- Brownstein Z, Goldfarb A, Levi H, Frydman M, Avraham KB. Chromosomal mapping and phenotypic characterization of hereditary otosclerosis linked to the OTSC4 locus. Arch Otolaryngol Head Neck Surg 2006; 132:416-24.

18- Buchman CA, Fucci MJ, Roberson JB, De La Cruz A. Comparison of Argon and CO2 laser stapedotomy in primary otosclerosis surgery. Am J Otol 2000; 21:227-30.

19- Causse JB, Causse JR. Complications des stapédectomies. Ann Otolaryngol Chir Cervicofac 1983; 100:223-7.

20- Causse JB. Nouveaux concepts dans l'otospongiose influant dans les suites post-opératoires. Les Cahiers ORL 1980; 15:49-57.

21- Causse JB. Subcophoses et otospongioses. Traitement médical et chirurgical. Ann Otolaryngol Chir Cervicofac 1990; 107:411-7.

22- Causse JR, Causse JB, Uriel J, Berges J, Shambaug GE, Bretlau P. Soduim fluoride therapy. Am J Otol 1993; 14:482-90.

23- Cereoglu S, Schachern PA, Ferlito A, et al. Otosclerosis: etiopathogenesis and histopathology. Am J Otolaryngol 2006; 27:334-40.

24- Chen W, Campbell CA, Green GE, et al. Linkage of otosclerosis to a third locus (OTOSC3) on human chromosome 6p21.3-22.3. J Med Genet 2002; 39:473-7.

25- Cherini S, Horn KL, Causse JB, Mc Arthur GR. Fiberoptic argon laser stapedotomy: is it safe? Am J Otol 1993; 14:283-9.

26- Chammakhi-Jemli C, Ben Hassine L, Daghfous A et al. Apport de la TDM dans l'otospongiose : a propos de 11 cas. Tunis Med 2006; 84:177-81.

27- Clark MPA, Malley SO. Chorda tympani nerve function after middle ear surgery. Otol Neurotol 2007; 28:335-40.

28- Colletti V, Fiorino FG. Effect of soduim fluoride on early stages of otosclerosis. Am J Otol 1991; 12:195-8.

29- Couvreur P, Baltazar B, Lacher G, Fillippini JF, Vincey P. Geyser lors de la chirurgie de l'otospongiose. Rev Laryngol Otol Rhinol 2003; 124:31-7.

30- Daniels RL, Krirger LW, Lippy WH. The other ear: findings and results in 1800 bilateral stapedectomies. Otol Neurotol 2001; 22:603-7.

31- Dubreuil C, Dumarest D, Boulud B. Conservation du muscle de l'étrier dans le traitement de l'otospongiose, à propos de 48 cas. Revue Laryngol Otol 1990; 111:23-6.

32- Dubreuil C, Martin C. Soins et traitement post-opératoires à court et à long terme. In : Roulleau P, Martin C, Bebear JP, et al. L'otospongiose – otosclérose. Paris, Arnette 1994, pp:172-175.

33- Dubreuil C, Nouchayer M, Boulud B, Di Brango P, Reiss T. Otospongiose : platinotomie ou platinectomie. Etude comparative à long terme. A propos de 1279 cas. Ann Otolaryngol Chir Cervicofac 1994; 111:249-64.

34- Durko M, Kaczmarczyk D, Durko T. Revision stapes surgery – retrospective analysis of surgical findings in a series of 21 otosclerosis patients. Adv Otorhinolaryngol 2007; 65:273-7.

35- Elbaz P, Ayache D, Klap P, Leca F, Cohen M. L'otospongiose. CCA Wagram (Paris), 2000.

36- Elbaz P, Roulleau P. Appareillage. In : Roulleau P, Martin C, Bebear JP, et al. L'otospongiose – otosclérose. Paris, Arnette 1994, pp:217-221.

37- Elbaz P, Roulleau P, Martin H, Martin C. Diagnostic positif. Diagnostic préopératoire et bilan. In : Roulleau P, Martin C, Bebear JP, et al. L'otospongiose – otosclérose. Paris, Arnette 1994; pp:75-81.

38- Elbaz P, Roulleau P. Otospongiose et responsabilité professionnelle. In : Roulleau P, Martin C, Bebear JP, et al. L'otospongiose – otosclérose. Paris, Arnette 1994, pp:223-227.

39- Emile S, Deguine O, Julian E, Bonafe A, Fraysse B. Surdités de transmission atypiques à tympans normaux. A propos de 478 cas. J F ORL 1996; 45:341-4.

40- Erminy M, Bonfils P, Trotoux. Otospongiose. Encycl Méd Chir, Oto-rhino-laryngologie, 20-195-A-10, 1996,12p.

41- Esquivel CR, Mamikoglu B, Wiet RJ. Long-term results of small fenestra stapedectomy compared with large fenestra technique. Laryngoscope 2002; 112:1338-41.

42- Ferjaoui M, Arfa F, Chebbi DK, Drira M, Driss N, Hachicha S. l'otospongiose (rapport de la société tunisienne d'ORL et de chirurgie cervico-faciale). In : IVème Congrès de la Société d'ORL et de Chirurgie Cervico-faciale, Tunis (Tunisie), Edisciences, 1999.

43- Freitas VA, Becker CG, Guimaraes RES, Tormin PF, Crsara B, Morais GAN, Moura M. Surgical treatment of otosclerosis in medical residency training. Rev Bras Otorrinolaringol 2006; 72:727-30.

44- Frenz M. Physical characteristics of various lasers used in stapes surgery. Adv Otorhinolaryngol 2007; 65:237-49.

45- Garin P, Watelet JB, Jamart J. Le laser utilisé par un jeune opérateur pour la chirurgie de l'otospongiose. Rev Laryngol Otol Rhinol 1998; 19:55-8.

46- Ghandri MH. L'otospongiose. A propos d'une étude rétrospective informatisée de 682 cas. (thèse). Faculté de médecine Sousse, 1991, N°647.

47- Gersdorff M, Nouwen J, Gilain C, Decat M, Betsch C. Tinnitus and otosclerosis. Eur Arch Otorhinolaryngol 2000; 257:314-6.

48- Glasscock ME, Storper IS, Haynes DS, Bohrer PS. Twenty-five years of experience with stapedectomy. Laryngoscope 1995; 105:899-904.

49- Gros A, Vatovec J, Zargi M, Jenko K. Success rate in revision stapes surgery for otosclerosis. Otol Neurotol 2005; 26:1143-8.

50- Guaranta N, Besozzi G, Fallacara RA, Quaranta A. Air and bone conduction change after stapedotomy and partial stapedectomy for otosclerosis. Otolaryngol Head Neck Surg 2005; 133:116-20.

51- Guyot JP, Sakbani K. Patients'lives following stapedectomy complications. Adv Otorhinolaryngol 2007; 65:348-52.

52- Haberkamp TJ, Harvey SA, Khafagy Y. Revision stapedectomy with and without the CO2 laser: an analysis of results. Am J Otol 1996; 17:225-9.

53- Herzog JA. 0.4 mm stapedotomy : a consistent technique for otosclerosis. Am J Otol 1991; 12:16-9.

54- Jack S, Catherine L, Clough S. Stapedectomy vs stapedotomy: do you really need a laser? Arch Otolaryngol Head Neck Surg 1997; 123:177-80.

55- Jlaiel M. l'otospongiose. A propos de 223 cas. (thèse). Faculté de médecine Sfax, 2006, N°2316.

56- Kamal SA. Vein graft in stapes surgery. Am J Otol 1996; 17:230-5.

57- Karosi T, Konya J, Szabo LZ, Sziklai I. Measles virus prevalence in otosclerotic stapes footplate samples. Otol Neurotol 2004; 25:451-6.

58- Khalifa A, El-Guindy A, Erfan F. Stapedectomy for far-advanced otosclerosis. J Laryngol Otol 1998 ; 112:158-60.

59- Kiyomizu K, Tono T, Yang D, Haruta A, Kodama T, Komune S. Correlation of CT analysis and audiometry in japanese otosclerosis. Auris Nasus Larynx 2004; 31:125-9.

60- Konarska A. Surgical problems in some otosclerosis cases. International Congress Series 2003; 1240:97-100.

61- Lescanne E, Bakhos D, Metais JP, Robier A, Moriniere S. Otosclerosis in children and adolescents: a clinical and CT-scan Survey with review of the literature. Int J Pediat Otorhinolaryngol 2008 ; 72:147-52.

62- Lescanne E, Moriniere S, Gohler C, Manceau A, Beutter P, Robier A. Retrospective case study of carbon dioxide laser stapedotomy with lens-based and mirror-based micromanipulators. J Laryngol Otol 2003; 117:256-60.

63- Lescanne E, Robier A, Soin C, Manceau A, Benlyazid A, Beutter P. Chirurgie de l'otospongiose: à propos de 227 cas. Introduction de la platinotomie laser CO2. Ann Otolaryngol Chir Cervicofac 1999; 116:28-36.

64- Lippy WH, Berenholz LP, Schuring AG, Burkey JM. Does pregnancy affect otosclerosis? Laryngoscope 2005; 115:1833-6.

65- Lippy WH, Berenholz LP, Schuring AG, Rizer FM, Burkey JM. Promontory drilling in stapedectomy. Otol Neurotol 2002; 23:439-41.

66- Lippy WH, Burkey JM, Schuring AG, Rizer FM. Stapedectomy in patients with small air-bone gaps. Laryngoscope 1997; 107:919-22.

67- Lippy WH, Fucci MJ, Schuring AG, Rizer FM. Prosthesis on a mobilized stapes footplate. Am J Otol 1996; 17:713-6.

68- Lopez A, Juberthie L, Olivier JC, Causse JB, Robinson J. Survival and evolution of vein grafts in otosclerosis surgery: structural and ultrastructural evidence. Am J Otol 1992; 13:173-84.

69- Mangham CA, Reducing footplate complications in small fenestra microdrill stapedotomy. Am J Otol 1993; 14:118-21.

70- Martin C, Messary A, Bertholon P, Prades JM. Echecs fonctionnels dans la chirurgie de l'otospongiose : cause, diagnostic et traitement. Rev Laryngol Otol Rhinol 2003; 124:23-9.

71- Martin C, Roulleau P, Martin H, Merzougui N, Fargeix E. Résultats du traitement chirurgical. In : Roulleau P, Martin C, Bebear JP, et al. L'otospongiose – otosclérose. Paris, Arnette 1994, pp:186-205.

72- Matterson AG, O'Leary S, Pinder D, Freidman L, Dowell R, Briggs R. Otosclerosis: selection of ear for cochlear implantation. Otol Neurotol 2007; 28:438-46.

73- Mckenna MJ, Kristiansen AG, Haines J. Polymerase chain reaction amplification of a measles sequence from human temporal bone sections with active otosclerosis. Am J Otol 1996; 17:827-30.

74- Millman B, Giddings NA, Cole JM. Long-term follow-up of stapedectomy in children and adolescents. Otolaryngol Head Neck Surg 1996; 115:78-81.

75- Miranda JA, Suzuki FA, Borges MHC. Perilymphatic hyperension. Rev Bras Otorrinolaringol 2006 ; 72:430.

76- Moscillo L, Imperiali M, Carra P, Catapano F, Motta G. Bone conduction variation poststapedotomy. Am J Otol 2006; 27:330-3.

77- Mosnier I, Bouccara D, Ambert-Dahan E, Ferrary E, Sterkers O. Cochlear implantation and far-advanced otosclerosis. Adv Otorhinolaryngol 2007; 65:323-7.

78- Nadol JB. Histopathology of residual and recurrent conductive hearing loss after stapedectomy. Otol Neurotol 2001; 22:162-9.

79- Naggara O, Williams MT, Ayache D, Heran F, Piekarski JD. Imagerie des échecs et complications post-opératoires de la chirurgie de l'otospongiose. J Radiol 2005; 86:1749-61.

80- Nowé V, Verstreken M, Wuyts FL, Van de Heyning P, De Schepper AM, Parizel PM. Enhancement of the otic capsule in active retrofenestral otosclerosis. Otol Neurotol 2004; 25:633-4.

81- Ohtani I, Baba Y, Suzuki T, Suzuki C, Kano M. Why is otosclerosis of low prevalence in Japanese? Otol Neurotol 2003; 24:377-81.

82- Oliveira CA. How does stapes surgery influence severe disabling tinnitus in otosclerosis patients? Adv Otorhinolaryngol 2007; 65:343-7.

83- Pauriol-Lacaze S, Pouget JF, Michel F, Martin C, Veyret C. Intérêt de l'endoscopie virtuelle dans l'exploration de la chaîne ossiculaire. J Radiol 2003; 84:1961-8.

84- Pederson CB. Revision surgery in otosclerosis- an investigation of the factors which influence the hearing result. Clin Otolaryngol 1996; 21:385-8.

85- Raman R, Mathew J, Idikula J. Obliterative otosclerosis. J Laryngol Otol 1991; 105:899-90.

86- Raut V, Halik J. Argon laser assisted small fenestra stapedotomy for otosclerosis. Auris Nasus Larynx 2005; 32:11-5.

87- Riechelmann H, Tholen M, Keck T, Rettinger G. Perioperative glucocorticoid treatment does not influence early post-laser stapedotomy hearing thresholds. Am J Otol 2000; 21:809-12.

88- Romanet P, Morizot B, Creuzot J. L'otospongiose juvénile, réflexions à propos d'une statistique personnelle. Revue Laryngol Otol Rhinol 1990; 111:19-22.

89- Rondini-Gilli E, Grayeli AB, Boutin P, et al. Otospongiose : techniques chirurgicales et résultats. A propos de 150 cas. Ann Otolaryngol Chir Cervicofac 2002; 119:227-33.

90- Roulleau P. Indications chirurgicales. In : Roulleau P, Martin C, Bebear JP, et al. L'otospongiose – otosclérose. Paris, Arnette 1994, pp:229-233.

91- Roulleau P, Martin C, Lacher G. Incidents et accidents post-opératoires. In : Roulleau P, Martin C, Bebear JP, et al. L'otospongiose – otosclérose. Paris, Arnette 1994, pp:182-185.

92- Roulleau P, Martin C, Martin H, et al. Les techniques actuelles. In : Roulleau P, Martin C, Bebear JP, et al. L'otospongiose – otosclérose. Paris, Arnette 1994, pp:133-153.

93- Roulleau P, Martin C. Variantes et difficultés dues à une anomalie de l'oreille externe, de l'oreille moyenne ou de l'oreille interne. In : Roulleau P, Martin C, Bebear JP, et al. L'otospongiose – otosclérose. Paris, Arnette 1994, pp:154-160.

94- Sakai M, Sato M, Iida M, Ogata T, Ishida K. l'effet de la chirurgie stapédienne sur les acouphènes en otosclérose. Rev Laryngol Otol Rhinol 1995; 116:27-30.

95- Salvinelli F, Casale M, Di Peco V, Greco F, Trivelli M. Stapedoplasty in patients with small air-bone gap: why not? Med Hypotheses 2003; 60:535-7.

96- Satar B, Sen D, Karahatay S, Birkent H, Yetiser S. Effect of cochlear reserve on postoperative outcome in otosclerosis. Eur Arch Otorhinolaryngol 2007; 264:489-93.

97- Savic D, Djeric D. Complications sur les structures de l'oreille moyenne lors des stapédectomies. J F ORL 1991; 40:260-6.

98- Schmerber S, Cuisnier O, Charachon R, Lavieille JP. Vein versus tragal perichondrium in stapedotomy. Otol Neurotol 2004; 25:694-8.

99- Shea JJ. Forty years of stapes surgery. Am J Otol 1998; 19:52-5.

100- Shea JJ. How I do primary and revision stapedectomy. Am J Otol 1994; 15:71-3.

101- Shin YJ, Calvas P, Deguine O, Charlet JP, Cognard C, Fraysse B. Correlations between computed tomography findings and family history in otosclerotic patients. Otol Neurotol 2001; 22:461-4.

102- Shin YJ, Deguine O, Cognard C, Sévely A, Manelfe C, Fraysse B. Fiabilité du scanner dans le diagnostic des surdités de transmission à tympan normal. Rev Laryngol Otol Rhinol 2001 ; 122:81-4.

103- Shin YJ, Fraysse B, Deguine O, Cognard C, Charlet J, Sévely A. Sensorineural hearing loss and otosclerosis: a clinical and radiologic survey of 437 cases. Acta Otolaryngol 2001; 121:200-4.

104- Silverstein H, Hoffmann KK, Thompson JH, Rosenberg SI, Sleeper JP. Hearing outcome of laser stapedotomy minus prosthesis (STAMP) versus conventional laser stapedotomy. Otol Neurotol 2004; 25:106-11.

105- Silverstein H, Jackson LE, Conlon WS, Rosenberg SI, Thompson JH. Laser stapedotomy minus prosthesis (laser STAMP): absence of refixation. Otol Neurotol 2002; 23:152-7.

106- Silverstein H. Laser stapedotomy minus prosthesis (laser STAMP): a minimally invasive procedure. Am J Otol 1998; 19:277-82.

107- Simoncelli C, Ricci G, Trabalzini F, Gullà M, Faralli M, Molini E. Stapes surgery : a review of 515 operations performed from 1988 to 2002. Mediterr J Otol 2005; 1:14-9.

108- Smith MCF, Simon P, Ramalingam KK. Delayed facial palsy following uncomplicated stapedectomy. J Laryngol Otol 1990; 104:611-2.

109- Somers T, Govaerts P, De Vrebeke SJ, Offeciers E. Revision stapes surgery. J Laryngol Otol 1997; 111:233-9.

110- Somers T, Vercruysse JP, Zarowski A, Verstreken M, Schatteman I, Offeciers FE. Transient depression of inner ear function after stapedotomy: skeeter versus CO_2 laser technique. Adv Otorhinolaryngol 2007; 65:267-72.

111- Stankovic KM, Mckenna MJ. Current research in otosclerosis. Curr Opin Otolaryngol Head Neck Surg 2006; 14:347-51.

112- Strunk CL, Quinn FB. Stapedectomy surgery in residency : KTP-532 laser versus argon laser. Am J Otol 1993; 14:113-7.

113- Szymanski M, Golabek W, Mills R, Phil M. Effect of stapedectomy on subjective tinnitus. J Laryngol Otol 2003; 117:261-4.

114- Szymanski M, Golabek W, Morshed K, Siwiec H. The influence of the sequence of surgical steps on complications rate in stapedotomy. Otol Neurotol 2007; 28:152-6.

115- Thys M, Van Den Bogaert K, Iliadou V, et al. A seventh locus for otosclerosis, OTSC7, maps to chromosome 6q13-16.1. Eur J Hum Genet 2007; 15:362-8.

116- Tomek MS, Brown MR, Mani SR, et al. localization of a gene for otoslerosis to chromosome 15q25-q26. Hum Mol Genet 1998; 7:285-90.

117- Tringali S, Bertholon P, Pouget JF, et al. Otospongiose cochléaire et pseudo-quatrième tour de cochlée. Ann Otolaryngol Chir Cervicofac 2004 ; 121:373-6.

118- Trotoux J, Bonfils P. Traitement chirurgical de l'otospongiose. Encycl Méd Chir (Elseiver, Paris). Techniques chirurgicales – tête et cou, 46-050,1999,12p.

119- Trotoux J. Un siècle d'otospongiose ou « le siècle » de l'otospongiose ? Ann Otolaryngol Chir Cervicofac 2000; 117:226-31.

120- Van Den Bogaert K, De Leenheer EM, Chen W, et al. A fifth locus for otosclerosis, OTSC5, maps to chromosome 3q22-24. J Med Genet 2004; 41:450-3.

121- Van Den Bogaert K, Govaerts PJ, Schatteman I, et al. A second gene for otosclerosis (OTOSC2) maps to chromosome 7q34-36. Am J Hum Genet 2001; 68:495-500.

122- Vartiainen E, Karjalainen S, Nuutinen J, Suntioinen S, Pellinen P. Effect of drinking water fluoridation on hearing of patients with otosclerosis in a low fluoride area: a follow-up study. Am J Otol 1994; 15:545-8.

123- Vartiainen E, Saari T. Value of computed tomography (CT) in the diagnosis of cochlear otosclerosis. Clin Otolaryngol 1993; 18:462-4.

124- Vartiainen E. Sex differences in patients with hearing impairments caused by otosclerosis. Eur Arch Otorhinolaryngol 1999; 256:431-3.

125- Vartiainen E, Vartiainen J. The effect of drinking water fluoridation on the natural course of hearing in patients with otosclerosis. Acta Otolaryngol 1996; 116:747-50.

126- Veillon F, Stierle JL, Ramos-Taboada L, Riehm S. Imagerie de l'otospongiose: confrontation Clinique et imagerie. J Radiol 2006; 87:1756-64.

127- Vernick DM. A comparison of the results of KTP and CO2 laser stapedotomy. Am J Otol 1996; 17:221-4.

128- Vicente AO, Yamashita HK, Albernaz PLM, Penido NO. Computed tomography in the diagnosis of otosclerosis. Otolaryngol Head Neck Surg 2006; 134:685-92.

129- Vignaud J, Le Roux B, Jardin C. Dystrophies et dysplasies. Encycl. Méd. Chir. (Paris,France), Radiodiagnostic II, 31675 B^{40}, 6-1988,8p.

130- Vincent R, Causse JB. Les reprises en otospongiose: techniques chirurgicales et résultats. Les Cahiers d'ORL 1997; 3:207-15.

131- Vincent R, Lopez A. Ankylose du marteau. Etude Clinique, audiométrique, histologique et chirurgicale; à propos de 123 cas. J F ORL 1998; 47:207-19.

132- Vincent R, Sperling NM, Oates J, Jindal M. Surgical findings and long-term hearing results in 3050 stapedotomies for primary otosclerosis: a prospective study with the otology-neurotology database. Otol Neurotol 2006; 27:25-47.

133- Wiet RJ, Kubek DG, Lemberg P, Baykosh AT. A meta-analysis review of revision stapes surgery with argon laser: effectiveness and safety. Am J Otol 1997; 18:166-71.

134- Zaki Z, Wiener V, Corré A, Ayache D. Surdités mixtes profondes par otospongiose. Rev Laryngol Otol Rhinol 2006; 127:127-30.

Abréviations

BDE : branche descendante de l'enclume

CA : conduction aérienne

CO : conduction osseuse

dB : décibels

FO : fenêtre ovale

Hz : hertz

RPOP : Rinne post-opératoire précoce

RRPO : Rinne résiduel post-opératoire

Annexe

Classification audiométrique d'Aubry

Une classification en quatre stades a été proposée par Aubry :

- stade I : surdité transmissionnelle pure avec éventuellement effet Carhart.

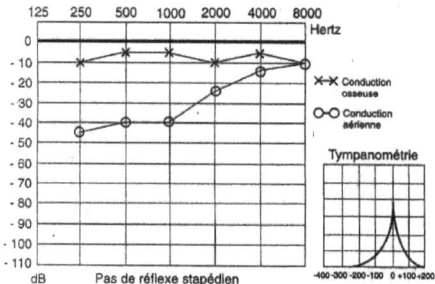

- stade II : la conduction osseuse (CO) ne se relève plus après le 2000 Hz.

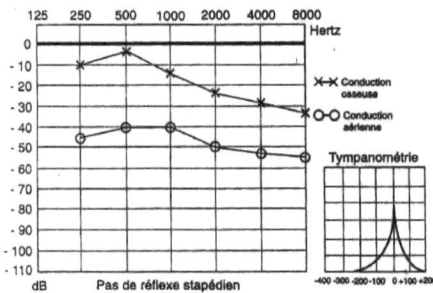

- stade III : la CO fait apparaître un déficit de plus de 30 dB sur les fréquences 1000 et 2000 Hz.

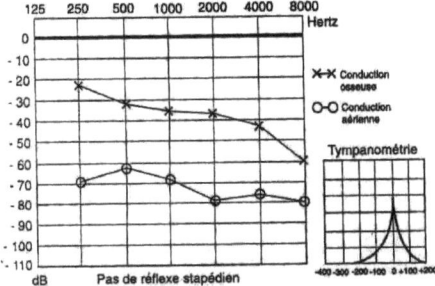

- stade IV : le déficit en CO est supérieur à 40 dB sur le 1000 Hz, les aigues sont amputées à partir du 4000 Hz.

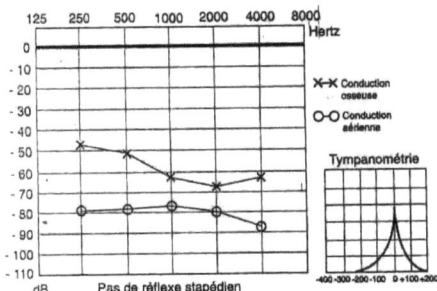

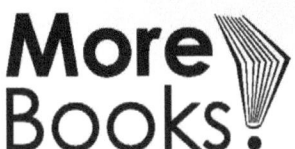

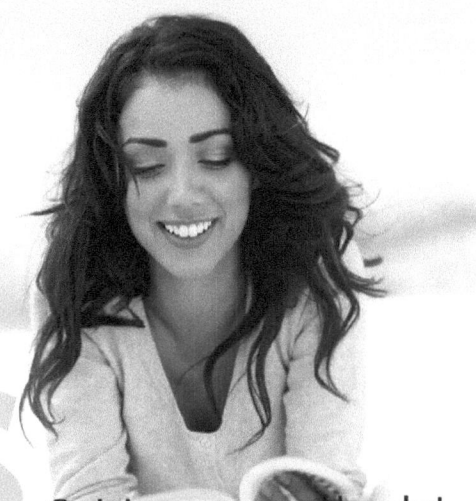

Oui, je veux morebooks!

I want morebooks!

Buy your books fast and straightforward online - at one of the world's fastest growing online book stores! Environmentally sound due to Print-on-Demand technologies.

Buy your books online at
www.get-morebooks.com

Achetez vos livres en ligne, vite et bien, sur l'une des librairies en ligne les plus performantes au monde!
En protégeant nos ressources et notre environnement grâce à l'impression à la demande.

La librairie en ligne pour acheter plus vite
www.morebooks.fr

SIA OmniScriptum Publishing
Brivibas gatve 1 97
LV-103 9 Riga, Latvia
Telefax: +371 68620455

info@omniscriptum.com
www.omniscriptum.com

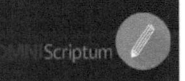

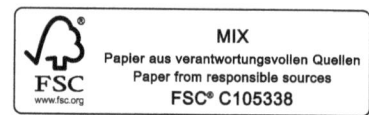

Printed by Books on Demand GmbH, Norderstedt / Germany